Erich Fromm

超越弗洛伊德

Beyond Freud: From Individual to Social Psychoanalysis

从个体到社会的精神分析

〔美〕艾里希·弗洛姆 著

张 韬 译

上海译文出版社

目 录

出版商前言

本书出版之际，正值美国心理健康基金会（The American Mental Health Foundation）庆祝成立八十六周年。该基金会成立于1924年，旨在为有情绪问题的群体谋取福利，特别关注有特殊需要的群体和老年人。多年来，基金会一直致力于提高治疗质量与开发更有效的治疗方法，以期使低收入的工薪阶层也能因此获益。

主要的治疗进展与改进后的训练方法在基金会现有的出版物中均有介绍，即《寻找未来丛书》（The Search for the Future）系列。其中有两本书可在基金会网站上查阅，书名为《团体心理治疗的挑战》（*The Challenge for Group Psychotherapy*）（第1卷）和《精神分析与心理治疗的挑战：未来的解决方案》（*The Challenge for Psychoanalysis and Psychotherapy: Solutions for the Future*）（第2卷）。这些书的部分内容在基金会网站上以法文和德文再次出版，因为它们面向国际出版（除意大利文版外），是为国际社会的一部分人准备的。这些书是由斯特凡·德·席尔（Stefan de Schill）博士在美国心理健康基金会和苏黎世与日内瓦的国际心理健康研究所（The International Institute for Mental Health Research）联合赞助下编写的。第 3 卷由德·席尔博士撰写，普罗米修斯出版社 2000 年出版，名为《关键的选择——关键的变化：心理治疗的重生》（ *Crucial Choices—Crucial Changes: The Resurrection of Psychotherapy* ）。

2009 年，基金会图书公司出版了小雷蒙德·B. 弗兰纳里博士（ Dr. Raymond B. Flannery Jr. ）所著的《暴力的人》（ *The Violent Person* ），这本书是为专业人士以及所有关注、关心人类暴力机制、压力临界点（创伤后应激障碍）以及大脑运作的人准备的。

在威廉·范·奥纳姆博士（ Dr. William Van Ornum ）的监督和指导之下，美国心理健康基金会图书公司是一项令人兴奋的新尝试。在美国心理健康基金会的赞助下，基金会图书公司出版了新的研究成果和经典作家的作品。

20 世纪见证了我们在人类内心世界以及政治格局理解上发生的前所未有的动荡与变化，而艾里希·弗洛姆（ Erich Fromm, 1900—1980）是 20 世纪著名的心理学权威之一。美国心理健康基金会很荣幸能成为这位世界知名人物的出版商。他的作品塑造了我们的文化，并在新的世纪里发挥了重要作用。在弗洛姆逝世 30 周年和诞辰 110 周年之际，为纪念他富有远见的人文精神，基金会图书公司重新出版了他的两本著作，《希望的革命》（ *The Revolution of Hope* ）和《人心》（ *The Heart of Man* ），并首度出版另外两部作品，《超越弗洛伊德》（ *Beyond Freud* ）和《常态病理学》（ *The Pathology of Normalcy* ）。

美国心理健康基金会的董事会成员均不领取报酬。然而，促进研究、准备翻译和传播其研究结果与知识的费用很高。因此，所有销售其书籍、捐赠与遗赠都是对公益事业的有益贡献。我们感谢您帮助改善公民生活。

www. americanmentalhealthfoundation. org

导　言

西格蒙德·弗洛伊德（Sigmund Freud）是 20 世纪初第一位尝试理清个人无意识的现实状况，并找到治疗无意识方法的科学家。20 世纪 30 年代初，艾里希·弗洛姆从至今仍有效的发现着手，开始寻找通往社会无意识的路径。他成功揭示了由个人所在的社会状况所导致的某些个人的无意识结构与力量，并据此对社会本身的无意识作出社会心理学的论断。1932 年至 1935 年期间，弗洛姆在社会研究所（Institute for Social Research）的《社会研究杂志》（*Zeitschrift für Sozialforschung*）上发表了对分析性社会心理学的方法与功能最重要的理论贡献。

在整个科学工作中，弗洛姆追求的是揭示个人的社会无意识以及社会实体的无意识这一双重目标。这种尝试很快让他看到了驱动力理论（drive theory）的局限性，虽然在很大程度上，弗洛伊德正是凭借驱动力理论使其发现更具系统性、更有阐释力。弗洛姆认识到，弗洛伊德驱动力理论决定的性欲理论（libido theory）无法为人性中存在的我们为之奋斗的重要激情提供合理解释。如果说从学习社会学和撰写论文开始，弗洛姆就已经发展出与社会心理相关联的社会决定因素这一观点，而在法兰克福社会研究所（Frankfurt Institute for Social Research，即所谓的法兰克福学派）关于将马克思主义和精神分析学相结合的讨论又为他提供了重要术语来表述社会心理学理论，那么正是由于在 30 年代中期与患者相处的经验，尤其是文化人类学见解和对母权制的研究，使他对弗洛伊德的驱动力理论发起了进攻。

1935 年，一篇题为《精神分析疗法的社会决定论》（E. 弗洛姆，1935a）的论文发表在《社会研究杂志》上。这篇文章引起了双重反应。在论文中，弗洛姆给了正统的精神分析，尤其是来自德国的、当时受国家社会主义庇护的精神分析一个进一步的理由，使其与既是犹太人又是马克思主义者的他保持距离。但即使在社会研究所（1934 年起设在纽约哥伦比亚大学），弗洛姆的攻击也没有得到什么认可，反而引得马克斯·霍克海默（Max Horkheimer）和他开始疏远，最终导致弗洛姆在 1939 年被排除在社会研究所之外。然而，弗洛姆确实唤起了人们的强烈兴趣，与哈里·斯塔克·沙利文（Harry Stack Sullivan）有关的精神分析学家圈子以及以文化人类学为导向的心理学家和社会学家对他尤为关注。

从 1935 年以后出版的著作来看，按照弗洛姆自己的理论发展，我们会发现在 1941 年他的第一部作品《逃避自由》（*Escape from Freedom*）出现之前有一段空白期。虽然他给这部作品做了一个简短而非常有意义的补遗，题为《性格与社会过程》，总结了自己关于社会层面的心理结构的理论成果；但从"社会性格"的角度与功能来看，这篇补遗并不能让人认识到他的思想体系，更无法说明在驱动力理论的哪些进步促使其提出了社会性格理论。

弗洛姆从 1936 年开始创作《逃避自由》。同年夏天，他在墨西哥逗留期间开始写出自己对驱动力理论的看法。这在 1936 年 12 月 18 日写给卡尔·奥古斯特·维特福格尔（Karl August Wittfogel）的一封以前未发表的信中可见端倪。弗洛姆写道：

> 不幸的是，我已经开始思考并再次书写自己以为已经解决的问题——我对弗洛伊德进行了根本性的重新审视。论证的核心是我试图证明，那些促成社会活动的冲动并不像弗洛伊德所假设的那样，是性本能的升华，而是社会过程的产物。或者更准确地说，是人类需要满足其本能的对某些环境的反应。这些冲动——原则上不同于自然因素，即满足饥渴和性欲的驱动力。虽然所有的人和动物都有这些共同点，但除饥渴和性欲之外的，则是人类的特殊产物。心理学和社会学内部的问题是自然和历史因素的辩证交织。弗洛伊德把心理学完全建立在自然因素上，这是错误的。

弗洛姆没有将给维特福格尔的信中阐释的精神分析理论公之于众。直到后来，他才谈及这一基于对人和动物之间差异的反思以及导致差异的自然与历史因素相交错的思考。在《自我的追寻》（*Man for Himself*）中，他讲到人类的本质是存在论的二元对立；在《健全的社会》（*The Sane Society*）中，他反思了人类生存的具体条件和由此产生的心理需求。在弗洛姆出版的著作中，我们找不到他如何假定冲动不是基于性本能，也不是像弗洛伊德所描述的那样源自力比多的发展；也找不到他为什么认为必须重新构建精神分析理论的基本观点以公正地对待历史因素，尽管他在上述给维特福格尔的信中提到了相关问题。

其实，弗洛姆在 1936 年和 1937 年就写过他所谓的"开创性文章"。这篇文章本来计划与研究所出版物一起发表，在 1937 年 9 月 7 日审稿时，没有得到霍克海默和其他研究所成员的认可。因此，它从来没有发表过，而且长期以来都被认为已经丢失了。在 1937 年 9 月 10 日给霍克海默的信中，弗洛姆写道："就我关于基本原则的文章而言，你的批评给了我非常多的思考机会。由此我得出的结论是，目前的文章并没有表达出我想要表达的内容，需要从根本上进行整改，特别是讨论中提及的观点。我仍然相信我所提出的基本原则是正确的，但确实认识到自己没有能够充分地表述出来。"

弗洛姆的文章于 1937 年夏天被讨论之后，在社会研究所的记录中没有再被提及。尽管如此，他仍在继续创作，手稿页数从 58 页激增到 83 页。也许是为了避免社会研究所的成员在出版时可能遇到的困难，也为了保有在其他地方出版的权利，弗洛姆自己着手将这篇文章翻译成英文，并让哥伦比亚大学的心理学家乔·斯通（Joe Stone）对译稿进行了重新修改。这篇文章对弗洛姆的重要性是毋庸置疑的。然而，为什么它一直没有出版，我们不得而知——可能与他发表魏玛德国工人阶级心理学和社会学调查时的摩擦有关。1937 年，弗洛姆正顶着巨大的压力进行这项调查，而这份调查报告也从未被研究所出版。事实上，它只在 1980 年，即弗洛姆去世的那一年，才由沃尔夫冈·邦斯（Wolfgang Bonss）编辑出版（E. 弗洛姆，1980a）。1938 年夏天，弗洛姆在瑞士访问时结核病复发。然而他最初被诊断为猩红热，滞留在达沃斯，一直到 1939 年 1 月。他不在研究所，再加上霍克海默拒绝再借钱给他，导致他的母亲不能从纳粹德国移民，这些都为他与研究所的决裂埋下了伏笔，至少在个人层面是这样。而在理论层面，他 1937 年的"开创性文章"已经完成了决裂。

幸运的是，1991 年，我在弗洛姆 20 世纪 50 年代存放于纽约公共图书馆的那部分文学遗产中找到了这篇原本以为已经失传的文章。图书馆保管员曾将这份德文手稿列于"作者不详"类别之下。然而毫无疑问，弗洛姆就是作者，因为这份德文手稿与 1937 年的"开创性文章"在主题上完全相同。此外，在文学遗产的同一门类里也找到了弗洛姆的英文译本，其中包含斯通博士的全部修改建议。这意味着我们现在拥有的译本展示了弗洛姆如何将自己的专业术语翻译成英文的过程，这在他的作品中是独一无二的。

这篇文章的发现和首次发表被赋予了特殊的意义，原因是多方面的。首先，这篇文章是弗洛姆社会心理学和精神分析理论发展的核心，在我看来它大大促进了对其方法论的理解。在这个意义上，它对弗洛姆的学术研究具有划时代的意义。该文有助于我们理解弗洛姆为什么在精神分析学说中别无选择地走出了自己的道路。此外它还表明，这种特殊方式并没有失去任何实际意义。另一方面，这篇文章使我们更容易理解，为何身为非专业精神分析学家的研究所成员主要对正统精神分析驱动力理论的意识形态揭露功能感兴趣，而不愿意配合重新制定精神分析理论，也因此与弗洛姆越走越远。

如前文所述，这篇最初用德文写成的文章（顺便说一下，这也是弗洛姆用这门语言写成的最后一篇文章）和弗洛姆所做的英译本，在另一个意义上也是独一无二的：在弗洛姆的全部著作中，没有任何一部作品能比本篇更遵循他自己的概念演变。弗洛姆越来越多地用"冲动"来代替"驱动力"；为了回避与"冲动"一词相关的"本能"的意味，他最终倾向于使用"需求"一词。如果说在20世纪30年代初写的文章中，他还在谈论"社会的欲望本性"，那么现在他关注的是"社会的典型性格"——在《逃避自由》（1941）中终于产生了"社会性格"。

1937年的文章标题为《对分析心理学的方法与目的的贡献》，但没有包含小标题或小节。为了避免将这篇文章与1932年题为《分析性社会心理学的方法与功能》（E. 弗洛姆，1932a）一文混淆，我给1937年的文章起了新的标题以及小标题，在此将它与斯通博士当时所进行的语言上的修正一起完整转载。此外，尽管许多段落的文体、语法或词汇肯定可以彻底修改，但我还是决定不再进一步改写。不过，对于语法或词汇中的误导性错误，或者在弗洛姆和斯通的译文中原文意思显得晦涩难懂的地方（尽管从德语原文中可以很容易理解），我们也允许稍作修订。逗号也被酌情添加或省略，以使弗洛姆的德文用法更符合英文的习惯。所有其他非弗洛姆或斯通所做的补充和插入都用方括号［……］表示。

本书第二章以《心理需求与社会》为题，对1937年的文章进行了补充，部分再现了弗洛姆在1956年所做的演讲。正如弗洛姆在《健全的社会》（1955a）中所阐述的那样，这篇演讲稿将他的驱动力模型视为需求模型，令人格需求与人格之外的社会需求之间的永久冲突得以凸显。这篇题为《人与社会》的报告作为英文文本保存在遗产中，其结构类似于 1956 年弗洛姆用西班牙文发表的一篇文章的第二部分，其标题为《精神分析的哲学基础》（*Bases filosoficas des psicoanálisis*），刊登于《心理学杂志》（*Revista Psicologia*）（E. 弗洛姆，1956 c）。

弗洛姆对精神分析理论的新表述产生了深远影响。在 1937 年的文章中，弗洛姆写道："社会无非活生生的、具体的个人，而个人只能作为一个社会性的人生活。"认真对待这一见解的人，不仅认为个体无意识主要由社会需求来决定，并用精神分析理论来分析社会心理，而且必须转变对无意识的理解，从而使精神分析实践建立在新的基础之上。

在弗洛姆发表的作品中，很少有迹象直接表明他的社会心理学方法对治疗实践的影响。但他在 1965 年退休后确实打算发表此类著作。可是除了在遗著第 3 卷［《精神分析学的修订》（*The Revision of Psychoanalysis*），1990a］中的出版内容外，在他的论文中没有找到此类手稿。几十年来，弗洛姆一直从事教学和督导分析师的工作，在纽约和墨西哥培训了几代分析师。他举办了许多讲座和报告，在其中他追问了这些问题。1959 年在纽约威廉·阿兰森·怀特研究所（William Alanson White Institute）举办的四场讲座中，有三场作为记录稿保存在他的遗产中，并以《心理治疗实践中对无意识的处理》为题发表在本书中。1959 年 5 月的第一场讲座没有文字整理稿，但在内容上涉及对无意识和社会过滤器的新理解，正如弗洛姆在《精神分析与禅宗》（*Psychoanalysis and Zen Buddhism*）中所展示的那样（E. 弗洛姆，1960a）。1959 年的三篇演讲稿展示了弗洛姆与患者的特殊互动以及他在许多方面对精神分析实践完全不同的理解和敏锐洞察力。除了《倾听的艺术》（*The Art of Listening*）（E. 弗洛姆，1991a）所阐述的内容之外，这些讲座还首次系统地给出了弗洛姆在精神分析这一核心应用中的立场。对于许多精通精神分析的人来说，这将是一次真正的发现。本书最后介绍了弗洛姆1975年在洛迦诺举行的关于精神分析对未来的意义的演讲。这篇演讲稿在弗洛姆七十五岁生日当天举行的研讨会上备受瞩目。研讨会的主题是"精神分析的可能性：继往开来——精神分析对心理治疗、伦理、宗教以及社会的意义"。5月24日，弗洛姆本人在研讨会开幕式上发表了这篇主题为《精神分析对未来的意义》的演讲稿，美国心理健康基金会率先将其内容在美国出版。弗洛姆在这篇演讲稿中也首次发展了一些思想理论。在《弗洛伊德思想的伟大与局限》（*Greatness and Limitations of Freud's Thought*）（E. 弗洛姆，1979a）中，弗洛姆又把这些理论部分地放大了。但与其他文献不同的是，这篇1975年的演讲稿通过其直率、批判与个人色彩表达了弗洛姆对精神分析的尊重。

由于弗洛姆用德文即兴发挥了他的演讲，因此有必要在语言和文体上对誊本进行改写，以此作为本篇转载的基础。如同对所有演讲稿和讲座稿的重新加工一样，我也在本讲稿中插入了章节与小标题。与上文类似，我所做的所有遗漏或补充都用方括号［……］表示。

雷纳·芬克

图宾根，2010年7月

第一章　人的冲动结构及其与
文化的关系

1. 精神分析和对社会现象的理解

弗洛伊德的两个解释原则

社会心理学有两个方向。一方面，它涉及个人的人格结构在多大程度上是由社会因素决定的；另一方面是心理因素本身在多大程度上影响和改变社会进程。问题的两个方面紧密联系在一起。我们可以认为人格结构影响社会进程，而同时人格结构本身也是社会进程的产物。不论我们观察的是人格结构还是社会进程，问题只在于哪一方面是当时关注的中心。

考虑到社会和心理结构之间互相作用，社会心理学和个体心理学在原则上没有区别。本质上，无论是个人还是群体都要接受心理检查。个人的生活方式是由社会决定的。社会是由个人组成的。尽管弗洛伊德把兴趣集中在个人身上，但他清楚地认识到，社会心理学和个体心理学之间只存在表面上的差异。

他说［S. 弗洛伊德，1921c，S. E. ，XVIII，第 69 页］，尽管个体心理学研究个体，并且关注个体所选择的满足本能的路径。但除非在某些特殊情况下，否则我们不会忽视个体与其他个体之间的关系。在个人的内在生活中，另一个人经常作为榜样、对象、帮助者和反对者出现。因此从一开始，个体心理学也就是社会心理学，这样的理解正当且合理。①

这个概念与弗洛伊德解释个体心理结构的基本方法是一致的。弗洛伊德总是从根本上考虑体质因素的影响。他在分析个体时的指导原则是通过个体在与外界的碰撞中所遭受的经历——特别是幼年经历——来解释冲动和性格结构的发展。简而言之，分析方法的原则是通过生活经验，即影响个体的外部因素，来解释冲动结构的。

然而，仔细观察可以发现这个公式过于笼统。它实际上包含了两种不同的解释原则，而它们在精神分析解释中常常被混淆使用。这里所讨论的原则如下：个体在满足其需求，特别是性需求的压力驱使下，必须与外部世界妥协。这是个体寻求满足的手段，也是获得满足的障碍。在这个适应外部世界的过程中，会产生某些冲动和恐惧，会对外部世界持有友好和敌对的态度。换句

---

① 上述逐字引文是弗洛姆自己的翻译。标准版中斯特拉奇（Strachey）的译文如下："的确，个体心理学关注的是个体的人，探索的是他为自己的本能冲动寻求满足的途径。但只有在极少的情况下和在某些特殊的条件下，个体心理学才会无视个体与他人的关系。在个人的心理生活中，总要牵涉他人——作为典范、作为对象、作为帮助者、作为反对者。因此从一开始，个体心理学在其广义且完全站得住脚的意义上，同时也是社会心理学。"

话说，会产生某种类型的客体关系——俄狄浦斯情结就是这一解释原则的例证之一。

这里弗洛伊德从一个观点开始：孩子（为了简单起见，一个小男孩）对他的母亲有性欲。在试图满足与欲望相对应的冲动时，他遇到了父亲。父亲禁止他满足这些欲望，并威胁要惩罚他。这种被父亲禁止的经历在男孩身上产生了明确的心理反应，一种与父亲的明确关系：仇恨和敌意。针对父亲的敌对冲动结合胜负心，在男孩身上造成恐惧，迫使他压抑这些冲动：他反而顺从父亲或者认同父亲。敌意、顺从、认同是男孩在性欲的驱使下，与外在世界的确切秩序相冲突的产物。即使撇开俄狄浦斯情结的普遍有效性问题和弗洛伊德关于俄狄浦斯情结是一种遗传性习得的假设，事实仍然是：弗洛伊德将个体俄狄浦斯情结的发展强度与特质归因于其生命经历中的特殊性。

弗洛伊德在解释生活经验和驱动力结构之间的联系时，所运用的方法与这一解释原则完全不同。在第二个原则中，他假设外部世界以一种明显的方式影响和改变性行为，某些心理冲动是既定形式性行为的直接产物。这个解释原则呈现了弗洛伊德的性欲理论。在这个理论中，我们假设性行为经历了不同的发展阶段：口腔、肛门、阴茎和生殖器的发育阶段在不同时期都围绕着某个性区域，或者或多或少地与这些性区域联系在一起。进一步说，某些部分的性驱动力是明显的，比如虐待狂和受虐狂、偷窥狂和暴露狂。个体由于既定的生物学事实经历了所有这些阶段，这个过程完全独立于外界强加的条件，直到成熟的生殖器性欲成为主导本能。然而，只要外部世界——部分通过否认，部分通过过度放纵——影响到性的各个阶段，它们就会以不同的形式固定下来（尽管根据弗洛伊德的说法，这种固定也可以通过体质对某些性区域的强化和削弱来确定）。因此，与正常的发展相比，它们保留了不寻常的力量，并成为重要精神冲动发展的源泉——无论是通过升华还是通过反应生成。弗洛伊德用这种方式解释了贪婪、吝啬、野心、秩序等重要驱动力或性格特征的存在。

上述根据这一原则所作的分析性解释，也同样解释了某些态度和某些与他人的关系。因此，吝啬和贪婪被理解为抑制排便冲动的升华。对人的轻蔑态度可以解释为这样一个事实：这些人代表个体无意识中的粪便，而个体［感觉到］的厌恶会转移到这些人身上。一个人深信他根本不需要为实现所有的雄心壮志而努力，他所有的愿望都会突然实现——这种态度被解释为长期排便被阻滞后升华成突如其来的便意。

这两种解释原则的区别是显而易见的。在一种情况下，心理现象被理解为个体对外部世界的反应，外部世界以某种方式表现出满足个体需求的行为。在另一种情况下，心理现象被直接归因于性：它不是对外界的反应，而是被外界修正的性的表达。

下图可以进一步表达清楚上述内容。弗洛伊德把属于"I"类的反应理解为性行为的直接衍生，而性行为又会因受到外部世界的影响而改变。"II"类的反应是客体关系，不是性行为的直接产物，而是在产生冲动的过程中对外界的反应。

下图是手绘德文草图的重建图：

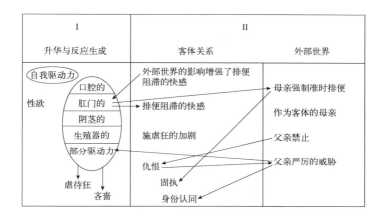

这两种解释原则在精神分析文献中被混淆了，人们没有注意到其中的区别。[客体关系和生殖器性欲的升华与反应生成之间的区别，弗洛姆在 *Die psychoanalytische Charakterologie und ihre Bedeutung für die Sozialpsychologie*（《精神分析特征学及其与社会心理学的相关性》）1932b 中提出，巴林特对此有进一步阐释。]这导致分析理论不够清晰，变得费解。弗洛伊德构想的，后来又被其他人，特别是亚伯拉罕（Abraham）和琼斯（Jones）沿用并发展的肛门型性格，就是两种解释原则混淆的典型例子。弗洛伊德发现，一种由三种性格特征，即秩序、吝啬和固执，组成的频繁重复的综合症状，与一定的排便经历和如厕习惯有关。固执或任性被理解为对外界的一种反应。这种反应通过敌意和严格来安抚婴儿的生理需求。这里的解释原则就是我们上面概述的俄狄浦斯情结。肛门功能只是作为一个重要的［强制执行的］与外界的某种联系。而吝啬则被认为是肛门性欲的直接产物，更确切地说，是排便阻滞的快感。这种快感如此强烈，只能借由外界的影响来解释。

在这里，我们只是描述了这两种解释原则。在开始对它们进行批判性的讨论之前，我们希望提出另一个与弗洛伊德理论不同的观点，这对社会心理学的问题很重要。

弗洛伊德的资产阶级人论及其对社会特点的漠不关心

我们在前面说过，弗洛伊德解释了由生活经验驱动的结构，也就是说，作用于个体的外在影响。这种说法必须被［小心界定］。实际上，它只在涉及个体之间冲动结构的个体差异的解释上成立，这是弗洛伊德在他的实践或［其他地方］观察到的。只要他在当中发现了不同之处：比如一个患者表现出异常强烈的对父权的恐惧；或者另一个患者在极端情况下成为他所接触的每一个人的对手，他就用患者生活经历中的个体特点来解释这些冲动结构中的特殊性（以及体质强化的可能性）。在一个病例中，弗洛伊德按图索骥般发现患者有一个非常严厉的父亲，他对父亲感到害怕；在另一个病例中，患者的弟弟或妹妹出生并被偏爱，于是他与之产生了激烈的竞争。但当弗洛伊德对患者的个体差异不感兴趣，而是研究所有患者都具有的心理特征时，他就基本上放弃了历史地去看待人，也即从社会的解释原则去理解人。他从这些共同的特征中看到了"人性"，因为它是从生理和解剖意义上构建的。换言之，性格结构在社会以及弗洛伊德所观察到的正常人中普遍存在，但对其本身的分析并不重要；［事实上］对他来说，"中产阶级性格"基本上与普遍人性相同。

在这里我们仅限讨论这篇论文的几个重要例子。弗洛伊德认为俄狄浦斯情结是内在生命的基本机制。上面我们已经指出，俄狄浦斯情结的特别修正可以追溯到生活经验的特殊性。但俄狄浦斯情结是通过遗传赋予现代人的，至少弗洛伊德是这样假设的。

弗洛伊德关于女性心理学的概念中也有同样的例子。他认为，基于对解剖学差异的了解，女性一定会对男性产生自卑感、怨恨感和嫉妒感。也就是说，女性因为没有男性的性器官，而对男人必然抱有自卑感。"'解剖学即命运'，换个拿破仑的说法。"弗洛伊德说［1924d, S. E.，XIX，第 178 页］。"绝对化"中产阶级性格的相同原则在弗洛伊德的观点中也可以看到：个体根本就是自恋的，从根本上说，个体与其同伴和陌生人隔绝。即使在这里，他也没有探究这种现象的社会归因，而是接受他在我们社会中的发现，即疏远的人是人性的必然产物。

同样，弗洛伊德在他的死亡驱动力理论中更进了一步。正如他自己所说，令他吃惊的是，自己原本或多或少地忽略了除性之外的攻击在人类内心生活中的作用，但现在他看到了其中的全部含义。然而，他并没有追溯这种攻击性的社会条件，而是［就］数量［而言］，假定它源自生物学上的死亡驱动力。一个人只能［将死亡倾向与性欲驱动力相结合，将其毁灭性地向外或向内施虐］，除此之外别无选择。

对于弗洛伊德来说，中产阶级性格与人性是一致的。这种论断需要一定的界定。更准确地说，弗洛伊德将中产阶级性格的基础等同于人性，而把改变生物学上的冲动结构的某些影响归因于文化。这使我们能简单触及弗洛伊德关于文化与冲动结构关系的观点。简而言之，它们有点像这样：文化的发展意味着对冲动的日益压抑。文化成就是冲动的升华，只有通过对冲动的压抑才能使文化成为可能。但升华是一种"天赋"，只有少数人能做到。升华失败就会导致神经症。因此，日益发展的文化不仅意味着对冲动的日益压抑，也意味着会有越来越多的神经症患者。弗洛伊德甚至提到，文化的进一步发展可能导致人们压抑冲动，不再繁衍。很容易看出，在这里，弗洛伊德想到的是卢梭的"自然人"。对后者来说，根本没有压抑，卢梭所理解的文化对冲动的影响是纯粹机械式的，因为他没有试图定性地把冲动结构中的特定性和社会组织中的特定性联系起来，而是纯粹从数量上和压抑程度上来看待一切。在这一理论中，弗洛伊德不仅表达了一种对人类幸福未来存疑的悲观态度，而且可以说他是中产阶级道德的辩护者。他提出的"要么性压抑，要么没文化"，为中产阶级道德的必要性或至少是价值进行了心理上的合理化。

弗洛伊德认为，中产阶级的人是由外部压力塑造的，外部压力会导致压抑，并［使他们与］"自然人"区别开来。然而，在许多特质上，他看到了人性的直接表现：比如，在向外或向内转化的破坏量上，或者在女性的心理上。他从中产阶级的人身上构建了一幅只有在中产阶级社会中才会经历修正的人性图景。他勾勒的是一幅静止的、封闭的图画，并用这幅图画预言了人类内在发展的所有未来可能性。

对弗洛伊德将精神和心理现象还原为性的批判

弗洛伊德认为中产阶级个体心理结构的基础是人性永恒的特征，这是他与当时大多数中产阶级心理学家（特别是那些坚持本能理论的人）、人类学家和哲学家共有的偏见。假设大量最重要的驱动力和性格特征都可以通过各种形式的性来直接解释，那么就弗洛伊德看来，"人性"的概念本身就是性欲理论的预设。同时，另一种思想——特有的、哲学的、［典型的］弗洛伊德思想产生的社会和知识阶层——构成了他性欲理论的基础：资产阶级唯物主义。它把精神和心理现象解释为物质现象的直接产物。尽管我们试图表明心理对性的直接追溯只代表了弗洛伊德解释方法的一个方面，但是它很重要。我们甚至可以确切地说，资产阶级唯物主义是形成所有弗洛伊德思想的［核心］重要基础。在死亡驱动力理论中，他将攻击性和诸如虐待狂和受虐狂等现象追溯到既定生物学事实上，由此可见这种思维方式非常明显。

　　人性基本永恒不变，重要的精神追求总能直接找到性的源头。这种假设的结果是什么？在个体心理学中，结果是弗洛伊德倾向于忽视或低估部分心理现象。在这些现象中，即使是有计划的推测，也不能得出与性区域或部分驱动力的直接联系。这方面最令人印象深刻的例子是攻击性。在弗洛伊德提出死亡驱动力理论的讨论中，他感叹自己这么多年来居然一直没有意识到人类内在生活中攻击性的重要性。在死亡驱动力理论中，他再次成功地将攻击性直接追溯到一个有机的源头：生物学意义上确定的死亡驱动力，并且［因此］遵循了解释野心、贪婪、吝啬等特征的相同原则。尽管弗洛伊德本人尝试纠正——虽然方向错误——但它并没有被用于解释大量其他的心理现象。结果是，正如我们稍后将要展示的那样，一些现象并没有得到令人满意的或充分的理解，而其他属于心理结构范围的现象则被完全［省略］了。

而这样的结果对于社会现象的心理学理解则更令人遗憾。人性因为由既定的生物条件决定，所以基本不变。从这一观点出发，社会和历史现象不可能得到心理学意义上的解释。因此，对社会现象的解释是对人性的复制。这种心理学解释方法的典型例子有：战争被"解释"为人类侵略驱动力的"结果"，革命是对父亲仇恨的结果，资本主义是这个时代人们异常强烈的肛门性欲的结果。对不同于中产阶级文化的外来社会形态的考察分析，无论何时都不被认为是有必要的。[它涉及这样一个问题：]某一社会结构将如何产生某种性格结构。但相反，类比[被认为已经足够，]即努力去证明在一个社会中人们的行为和神经症患者的症状之间存在某些相似性。以下假设甚至是通过类比推断得出的：在另一种文化中，人们行为的原因与患者神经质行为的原因是相同的。[比较我关于这一点的论战与西奥多·赖克（Theodor Reik）在对基督教条阐释中所使用的类比方法，E. 弗洛姆，1930a。]心理学在解释社会现象时，必然导致完全忽视对所研究现象的社会起源的判断，或者至少导致对其重要性的错误评价。

正统的社会现象分析性解释所处的这个[错误的轨道]更加值得注意，因为弗洛伊德解释方法的一个方面，也即把心理现象理解为寻求满足的人与既定外部世界碰撞的产物，本来能够导向正确的社会心理学方法。如果说个体的心理冲动和整个人格结构是由其个体经历的特殊形式决定的，那么具有共同特征的社会或阶级的人，即具有典型性格结构的人的心理冲动和人格结构，则是由这个群体的共同经历，即他们的生活方式所决定的。归根结底，［这］是［被］一个明确的［基础］所规定的。这个基础就是生产形式及其各自的生产力，以及由此产生的社会结构。

2. 精神分析社会心理学及其与
精神分析理论的关联

弗洛伊德在分析个体的冲动结构时，提出了一种全新的对个体生命体验与生活实践细致入微的考察方法。用同样的原理来分析一个社会群体的典型性格结构时，需要对这个群体的整个生活实践有相应的详尽了解，这反过来又［要求］分析生活实践中的基本经济和社会条件。个体生活史在分析个体中所起的作用，与经济社会结构在分析群体性格结构中所起的作用相同。然而，了解一个群体的生活实践，是一项比了解一个人的生活史要复杂和困难得多的工作。它需要对这一群体的经济和社会结构进行分析。对"环境"的了解，即对某些明显的社会和文化现象的了解很重要，［但］如果不分析它动态的决定性条件，这是绝对不充分的。孤立了解经济因素，例如食物的充足或匮乏、果实的丰盛或土壤的贫瘠、技术的发展等，还不够。对生活实践的理解是对社会结构动态的分析。

然而，这种方法的应用导致与弗洛伊德理论的某些背离，特别是在弗洛伊德和其他一些分析者试图分析社会现象时未能成功之处。这些偏离弗洛伊德理论的问题集中于：［a］弗洛伊德关于中产阶级性格代表人性基本特征的假设，［b］弗洛伊德对家庭角色的评价以及［c］弗洛伊德的性欲理论。

俄狄浦斯情结的修正、原始自恋概念与女性心理学

弗洛伊德认为，中产阶级是一个"历史的"人，而不是"自然的"人，具有［典型的］人类共通的基本机制特征——这一点不需要证明。然而，为了理解弗洛伊德对人类的描述，我们或许可以从中产阶级社会的当前具体形式来说明那些他视为人类遗传的特质和情结是如何被理解的。然而，我们在此也只能探讨部分情况以澄清其基本思路。

（1）弗洛伊德认为最重要的机制是俄狄浦斯情结。它包含了一个双重命题。为简单起见，我们还是以小男孩为例。首先，小男孩在性方面被其母亲吸引，并发现她是他性欲的最重要对象。其次，在这样做时，他［遇到］他的父亲，出于性的嫉妒而产生恨。同时，出于对父亲的恐惧，特别是对被"阉割"的恐惧，他压抑了自己的性愿望，压抑了对父亲的敌意，对父亲产生了顺从，即通过超我的形成与父亲认同。虽然弗洛伊德认为母亲对男孩的性吸引力是一种普遍的人类现象，但他认为，对父亲的压抑和敌视以及由此而形成的超我，在人类原始历史发展的某处早已存在，并从此属于人性的固定遗产。

我们不想在这里更深入地探讨这样一个事实：人类学研究表明，弗洛伊德所理解的俄狄浦斯情结并不是在所有人身上都能找到的普遍情结。我们也不想探讨它是否在中产阶级社会中扮演弗洛伊德所赋予它的伟大而普遍的角色。但无论如何，我们［同意］俄狄浦斯情结在很多情况下都可以找到，我们也想问问自己，在中产阶级社会特有的条件下应该如何解释它。

关于孩子对母亲的性欲，有许多社会决定的事实解释了它的力量，其中之一是对儿童的性行为，特别是对儿童之间性游戏的禁忌。我们知道，在许多部落中，儿童在其生理发育的框架内与其他儿童进行游戏式的性接触，自由而不受外界实际或道义上的干涉。在中产阶级家庭中，这种幼稚的性取向被阻止了，部分是出于实际考量，完全缘于道德约束。如果其他孩子不能成为性渴望的对象，那么性欲望和性幻想就可以轻易地转向父母。

当然，对父母性欲望的禁止没有相应地削弱这些欲望，我们需要考量其他的情况。其中一个事实是，在中产阶级社会中，家庭是唯一存在亲密感情的群体。不属于家庭的每个人都是"陌生人"，家庭成员的感情不受他们的影响。只有属于自己家族的人才会被爱，也只有从他们那里才能得到爱。人类对家庭群体的亲近与团结，以及随之而来的与外界关系的缺位，使得家庭成员成为最重要的性欲对象。在很多情况下，弗洛伊德认为家庭内部强烈的内在关系是由性决定的，但事实可能并非如此。

在关于乱伦欲望的频率和强度的理论中，弗洛伊德确实瞥见了中产阶级社会最具决定性的心理特征之一：家庭群体中情感的相对有限的扩展。这只是问题的一个方面，另一方面是对"陌生人"不安情绪的积极情感关系。然而，由于对它们的社会内涵理解不足，当用性欲来解释所有积极的客体关系时，[弗洛伊德]只能通过理论扭曲来表达这些事实，因此结果不能令人满意。

另一个弗洛伊德居然没有提及的问题是，父母的行为对儿童乱伦欲望的存在或强化具有重要意义。虽然父母有意识地、公开地与孩子搭讪，并以某种方式引诱他们的情况并不多见（可以肯定的是，这种情况远比人们普遍认为的要少），［但有大量］案例表明，父亲或母亲对孩子有性冲动，而这种冲动基本上是无意识的。意识的缺失并不能改变这样一个事实：冲动是存在的，并且对孩子有一定的诱惑和刺激作用。对父母行为的仔细研究表明，微妙诱惑或性刺激有很多是由父母完成的，而我们在孩子身上发现的许多乱伦欲望都是对这种刺激的反应。

然而，父母对子女产生性欲的事实，本身是建立在社会环境中的——特别是在中产阶级社会中，大多数人对性相对不满意的情况下。从幼年起，性行为就被贴上了邪恶和禁忌的标签。婚姻伴侣的选择在很大程度上是完全独立于相互的性吸引力的。婚外恋事实上是被禁止的，或［背负了］污名。在中产阶级个体的整个生活实践中，享受和获得幸福的能力，无论是性的还是其他方面的，都降低到了最低限度。所以，一种情况出现了：对于相当多的人来说，婚姻只能满足非常有限的性冲动。这种得不到满足的性欲望是导致孩子成为性幻想对象的条件之一，尽管在很大程度上是无意识的。

如果说孩子对父母的性欲在很大程度上是由中产阶级家庭的具体结构来解释的，那么俄狄浦斯情结的另一面，即对父母另一方的敌意竞争，也是［基于］同样的结构。当然，只要存在性欲，就会导致对同性父母的某种程度的敌意，比如小男孩对父亲的嫉妒。但是，当人们把男孩与父亲关系中的敌意和敌对程度主要理解为性嫉妒的产物时，那些极其重要的因素就被忽视了。

滋生这种敌意的一个明显更重要的因素在于中产阶级家庭的

结构。孩子的处境受父母的支配，尤其是父权。罗马家长制家庭对儿子拥有生杀大权。在中产阶级家庭，这种权力在实际应用中是有限的，但父子关系的基本性质是一样的。除了社会保障的维持生命的需求外，孩子对父母没有任何要求。在中产阶级家庭中，即使是父母对孩子的态度很关心、很友好，也仍然有一种施予恩惠的味道。社会不承认孩子也能对大人抱持施予恩惠的态度，因为这代表一种天赐的不可剥夺的权利。事实上，在绝大多数情况下，父母对孩子的态度都不是无条件的祝福和全然的友好。孩子是他们践行权威的对象——对大多数人来说，孩子事实上是他们诉诸权威的唯一对象。父母希望能从孩子身上得到满足，无论是经济上还是心理和情感上。孩子的自我意志和独立性在他生命的最初几年里被或多或少残酷地打破，他的自由和个性受到压抑。

这种根植于中产阶级家庭结构中的父母与子女之间的关系，是由社会整体结构所形成的一系列环境决定的。在中产阶级社会中，个体无助、无力。个体由决定其生活的个体和非个体的力量造就，而对此他毫无掌控能力。这就滋生了一种心理结构：除了屈服于他人的受虐狂，还有起决定性作用的施虐狂。这种倾向使得弱者和无助者成为个体实践权威的对象，而从这个意义上来说，孩子是施虐狂最重要的对象。

与此密切相关的是，一个社会里，个体超常程度的敌意建立在一个人对所有人的基础之上，因此［这种敌意］必然在父母对孩子的态度上表现出来。无论这种敌意表达得直白残酷还是微妙隐晦；无论它表现得频繁而确切，还是仅仅是迫使孩子屈服的精神胁迫，这都不重要。在这里我们必须做一些补充。一个建立在个体竞争原则上的社会将产生一种长期敌对的态度，而孩子很早就被灌输了这种态度。在这种态度的基础上，每一个能扮演竞争对手的人都会参与持久敌对的比较和竞争，不管这个人是兄弟、姐妹或者父亲。

以上所涉及的观点是想尝试说明，弗洛伊德认为俄狄浦斯情结是人性的一个重要组成部分，而决定这种情结的根源在于中产阶级家庭的具体结构和中产阶级社会本身。至于弗洛伊德认为的"人性"的其他特征，这种联系被体现得更为明显。弗洛伊德认为，这种超常程度的敌意可追溯到生物学决定的死亡驱动力，它由中产阶级社会的生活实践导致，必然而持久。认为这是一种自然现象的假设，基于中产阶级性质的长期存在。这一点与旧资产阶级理论相同，即人对人是狼（*homo homini lupus*）这一原则是所有社会生活的基本原则。

（2）弗洛伊德对人类的描述，除了上面提到的原始敌意和破坏性的特征之外，还包括一个假设，即个体是原始自恋的。弗洛伊德从这样一个观点出发：个体最初只爱自己、只关心自己。所有与客体的关系，特别是爱和与他人团结的感觉，都是建立在这个基础上的次要态度。这种态度很容易消失，让位于基本的自恋态度。在这里，我们不能进一步探讨弗洛伊德在自恋概念中混淆的两件事——自爱与对他人缺乏友好感情的问题。事实上，他认为缺乏友好是自恋现象。他假设存在一种"交换关系"，即对他人的爱越多，自爱就越少，反之亦然。相反，事实上我们发现，爱别人和爱自己的能力有一个共同的来源，并且是平行的。当这种能力受到干扰时，真诚的友好既不存在于"对自己"，也不存在于"对他人"。尽管如此，弗洛伊德在他的自恋思想中触碰到了中产阶级最深层次和最基本的特性：隔绝、孤立与单一。

中产阶级个体代表着一个自我封闭的系统。在这个系统中，其他个体和一切事物都是孤立的，只是满足需要的手段。这是历史上中产阶级社会第一次冲破原始血液与交流的障碍，确立了自己的个性。然而与此同时，通过将个体与其他个体分开，它使自己成为一个从根本上与他人对立的存在。在这里，我们不能试图证明这个孤立的、不友好的人在多大程度上是中产阶级生活实践、中产阶级生产资料和由此建立起来的社会结构的产物。在这方面，我们只需要证明，弗洛伊德认为的基本自恋性格这一人的自然属性，实际上是历史上决定的中产阶级属性。

（3）最后一个例子，我们希望提到弗洛伊德的女性心理学理论。这可能比前面的例子更清楚、更简单。女人自卑，往往更愿意做一个男人，这是她社会地位导致的必然结果。事实上，她依赖于他人，直到最近几十年，她才开始实现经济和政治上的独立。几个世纪以来，她在发展人类能力和力量方面一直受到阻碍，她在活动中被限制于最狭窄的家庭圈子里，在"感情"的层面上发展自己是她人性的唯一表现。她只为爱而存在，而在弗洛伊德那一代人中，她甚至连享受性爱的权利都没有被承认。

她已经被社会贬为二等人物，哪怕"浪漫反动派"的意识形态里把女人看成更高的存在物，看成爱的真正承载者，这一点也并没有被改变。弗洛伊德认为，女人由于生理原因而不如男人，因此嫉妒男人，这在实际上助长了女性在社会中弱势地位的合理化。

家庭角色的修正

如果对于一个特定的社会或阶级来说，其［成员］的典型性格结构被理解为他们主动和被动地顺应群体整个生活实践的表现，那么问题就出现了：对童年经历的特殊意义的评价如何与这一概念相一致；弗洛伊德关于家庭功能的概念在多大程度上需要修改。弗洛伊德认为，儿童的早期经历对其整个冲动和性格结构的形成具有重要的决定性意义。这是他最富有成效和最重要的发现之一。分析经验表明，弗洛伊德是正确的。但有人与弗洛伊德的观念不同。有观点认为孩子在五岁或六岁以后的经历在性格结构的进一步发展中所起的作用比弗洛伊德所认为的更大，并且不应把人的发展看作幼年时期反应的机械重复。

由于六岁以前孩子的生活——欧洲人比美国人更甚——是以家庭为中心的，家庭中的特殊系统必然会成为特殊性格发展的原因。就人格之间的个体差异而言，这是正确的，在家族系统的某些差异中可以找到性格结构差异的"原因"（在这个意义上说）。但是，［作为］一个社会或阶级的典型，［我们说的是］什么样的性格结构呢？这个孩子很少接触社会生活，赚钱、商业竞争、金钱满足所有欲望的可能性等重要的方面，在这孩子的生活中几乎无迹可寻。

显然，儿童生命的最初几年对性格发展具有决定性作用的论述，与决定性格发展的是社会生活实践的观点，存在着矛盾。解决这一明显矛盾的办法就在于家庭的作用。家庭本身是整个社会结构的产物，它把社会生活实践的最重要特征传给了儿童。

家庭结构的更大特点和儿童在其中的作用也是如此。在父权制家庭里，父母对子女有相当强的权威，这是一种明确的社会结构的产物。父权在家庭中的作用，子女在多大程度上依附并服从这种权威，以及为实现这种服从而采用的手段，在一定程度上可能取决于父母的个体特点。但从根本上说，它们取决于社会或阶级内部的整个依附关系和权威关系。

建立在一个阶级对另一个阶级的权力基础上的社会将产生一种家庭结构，在这种结构中，同样的权力关系会在父母与子女的关系中再现。这不仅意味着家庭特殊结构的原因要从社会结构中寻找，而且意味着儿童在家庭中将熟悉其以后在社会实践中的关系。这种熟悉不是表面的"习惯养成"，而是形成了冲动结构，使他能够在没有摩擦的情况下，按照他所属社会预先规定的方式，履行他以后的社会功能。如果说成年人的心理结构是由其过去和童年经历决定的，那么反过来表述这个问题也同样正确：过去是由未来决定的，即由个体未来的角色决定的，由其在社会中的地位决定的。

然而，儿童在家庭中的经历是由社会状况决定的：不仅是家庭的基本结构和儿童对父母的依赖，而且是由儿童在家庭中发现的整个氛围决定的。总体来说，父母的性格是由社会，确切地说，是由他们所属的特定阶级所塑造的。作为父母，他们在社会中和在生活中的表现没有什么不同。孩子发现的父母的性格特征是［人的］第一和最重要的表现形式。他对这些特征作出反应，以便［在他身上产生］相应的性格特征。无论父亲是"以上级的身份"还是"以父亲的身份"，他都让孩子感到无奈和无助，且坚持让孩子无条件服从。在第一种情况下，父亲的合理化解释非常薄弱或完全失败；在第二种情况下，父亲坚信他所做的一切都是为了孩子好。无论哪种情况，孩子的经历都不取决于合理化解释，而是取决于父亲的行为。孩子对合理化解释的敏感度还很低：如果用语言表达，年幼的孩子甚至不会理解。一个命令的手势、一个施虐狂的眼神和威胁的语气，即使是很小的孩子也能完全理解且通常比成年人理解得更好，因为成年人已经习惯于只认真对待口头表达的内容。

我们不能在此试图解释一个社会或一个阶级成员的所有潜在特征和特性如何在父母对其子女的行为中得到体现。我们只要说明最基本的东西就够了：家庭中的孩子所经历的是社会生活的反映，家庭不是性格形成的"原因"，而是代表社会赋予的特征向个体传递的机制。换一种说法，家庭是社会的心理中介。要理解一个社会典型的人格结构，对家庭结构的研究是不可缺少的，因为只有了解家庭生活的细节和养育子女的方法，才能深入了解社会需求是如何［被转移］到个体心理上的。［而关于］对社会的分析，［我认为不宜］停留在对儿童教育过程的介绍上。教育过程本身必须根据儿童所在的社会环境进行分析。

人类学家们，特别是玛格丽特·米德（Margaret Mead）在她的多部作品：《萨摩亚人的成年》（*Coming of Age in Samoa*，1928）、《在新几内亚成长》（*Growing Up in New Guinea*，1929）、《性别与气质》（*Sex and Temperament*，1935）中，指出了童年对人格结构发展的重要性。毫无疑问，这代表着一个重要的进步。然而，我们在这里批评的是，不能把对特定教育过程的解释作为解释的最终原则。

根据不同的人的概念对驱动力理论的修正

比起迄今所讨论的对弗洛伊德理论的两种背离更重要、更根本的，是对［关于］性欲理论的进一步偏离。它涉及该理论的根本部分，许多分析家和非分析家甚至认为下面的观点可能［不能再］被视为"精神分析"。我们并不这样认为，恰恰相反，我们觉得它们是弗洛伊德方法的一贯延续。如果抛开弗洛伊德的哲学假设，特别是他的生理学唯物主义，如果同时把人们的生活实践看成具有决定性作用的、超越了个体差异的狭隘框架，那么这些观点是有其必然性的。

我们在本文开头说过，弗洛伊德使用［并混淆了］两种解释方法。一种认为，心理冲动、恐惧、行为以及由此产生的性格特征，应被理解为个体对其在满足自身需要的过程中所遇到的明确的对外部世界系统的反应。另一种解释方法是把重要的心理冲动和性格特征理解为只是性需求本身的另一种"生理状态"，它们被外界的影响以特定的方式修改，但根本上［它们］仍然是由生理决定的。我们认为，弗洛伊德的第一种方法必须一以贯之地继续下去，并发展成为解释一切心理冲动和行为的一般原则。当然，性欲、饥渴等冲动除外，这些冲动不需要心理学的解释，而需要生理学的解释。然而，把类似吝啬、贪婪、秩序等冲动理解为性冲动的直接分支，准确地说，是先天性欲的分支，这在我们看来是站不住脚的。

最有说服力的［理由］是我在精神分析中的经验。弗洛伊德的性欲理论是一个理论上的假设，这些经验就是在这个理论的基础上收集起来的。但是，尽管做了非常多的努力，希望人们认为性格是先天性的升华或反应形成，但这些努力似乎越来越没有希望。当然，在某些情况下可以看出，在极端吝啬、野心勃勃或循规蹈矩的人身上，整个排便史具有超出一般程度的意义。但是，如果试图将吝啬"解释"为对排便阻滞的快感的升华，通常不仅不会导致行为的改变，而且也不会加深对这一现象的理解。即使可以假设或猜测，排便阻滞的快感是在不受外界影响的基础上很早就形成的，但作为解释像吝啬这样对整个人格具有重要意义的特质的依据也是极其牵强的。此外，这种解释无法将吝啬这一特征与整个人格结构联系起来，也无法将其作为人格结构的一种表现形式。在许多其他情况下，根本不存在这种联系。有人极端吝啬，但其在儿童早期排便的经验是绝对正常的。在另一些情况下可以看出，事实上可能存在着某种延缓排便的快感，但这种快感的数量与其他没有产生贪欲的情况下的快感相比，差异似乎同幼年经验特点中假定的最终结果不相称。同样的观察不仅适用于肛门型性格的特征，甚至更适用于野心等特征，其所宣称的与尿道性欲的因果关系几乎从未出现过，哪怕这种联系只是一种模糊的猜测。我们［不久］将回到这样一个问题，即偶尔发现的对排便的特殊兴趣与贪婪等性格特征之间的联系，在多大程度上可以不借助肛门性欲导致贪婪来解释。①

与临床分析经验相比，重要性次之的是社会学和社会心理学的讨论。这就引出了对弗洛伊德性欲理论中的该部分进行研究的任务。例如，被弗洛伊德界定为肛门型的性格特征在欧洲中下层阶级中表现突出，而且相对于社会其他阶层而言，其程度明显更大。根据弗洛伊德的理论，我们就不得不做出这样的假设：欧洲中下层阶级普遍存在的肛门型性格，要么源于特殊体质决定的肛门区兴奋，要么因为所有中下层阶级的人在如厕训练中有某些共同经验，从而导致了他们排便阻滞的快感或对肛门的依恋。

当然，即使按照弗洛伊德的说法，作为倒退到肛门水平的一个基本条件，对生殖器性欲的压抑实际上在中下层阶级中发生的程度也要大于其他社会阶层。但是，即使承认这个事实，解释的

① 分析治疗的成功如何证明理论的有效性，这个问题非常复杂。一方面，毫无疑问，治疗成功本身并不能证明一个理论的有效性。各种公开的或隐蔽的暗示疗法的实验表明，几乎没有什么方法不能获得治疗上的成功。如果用一种理论上错误的解释可以获得治疗上的成功，那么它和其他任何暗示方法的作用是一样的。患者被告知："这个和那个是你的症状的原因，在我们找到它们之后，症状必然消失。"将其作为暗示告诉他也可以达到同样的效果："你的症状的原因在于愤怒的情绪，我们必须把它赶走。"但另一方面，治疗成功本身并不能说明理论的有效性的观点，不应导致我们割裂理论与治疗效果之间的联系，不能提出解释是否有帮助的问题。在什么意义上可以把治疗成功作为解释的理论有效性的标准，这是一个极其复杂的问题。但是，有一点可以确定：治疗上的成功并不能证明理论的有效性，但每一次治疗效果的失败至少会使分析者感到困惑，并迫使其重新检验其理论。

基础仍然是非常薄弱的，特别是如果考虑到：一方面，贪婪只是性格结构中的［一个因素］，而这个性格结构的整体如果非要用这一点来说明，只能解释为"肛门"型；另一方面，这一类人的整个生活实践可以对这一结构做出更满意的解释。

而在与中产阶级最相关的社会性特征之一——野心这样的性格特征中，假设的理由和性格的表征之间缺乏联系的情况愈加明显。如果在肛门性欲的问题上，某些共同的如厕训练经验加上性压抑导致某些性格特征的可能性还可以被接受的话，那么，进一步假设中产阶级社会结构中的某些东西一定［能解释］奇特的尿道性欲——中产阶级所特有的野心的强度一定根源于这种特殊的欲望——就是一种怪诞的推测。

除了经验性讨论所产生的反对意见之外，还可以加上纯理论性的反对意见。它们涉及弗洛伊德性欲理论的主要假设。弗洛伊德的理论认为心理冲动是先天性行为的直接衍生物，就这一点可以说他是一个有天赋的理论家。而这样一个理论家的理论思考使其在理论构造中把心理设想为先天性行为的直接衍生物，［……］即本能的直接产物。当然，他的性欲理论尽管表面上是原始的，但代表了超越本能理论的巨大一步。而这些，实质上是把"行为"虚化了，并认为所有重要行为的背后都有一种天生的本能。弗洛伊德看到了心理装置的"结构性"，发现了驱动力是无意识的，并认识到了无意识的力量可以推动自身进入意识，或在行为中表达自己的机制。

在回应本能理论的伟大文献中，特别是1919年以来的文献中，这一点受到了彻底的批判。我们现在仅仅提到这些文献即可，此处不用赘述。①

我们在这里只想谈此前并没有强调的一点。本能理论倾向于把人的心理学建立在驱动力心理学的基础上。它忽视了这样一个事实：正如个体在其生理上形成了第二天性，在心理上也［以那些］非常的心理冲动和行为［形式形成了］第二天性。这些冲动和行为是个体所特有的，它们本身既不是先天的，也不是生理上建立的本能或是它们的直接衍生物。［威廉·蒂埃里·］普雷耶（［Wilhelm Thierry］Preyer）的本能理论是参照达尔文理论发展起来的。它们在心理学领域表明，尽管有宗教和理想主义的假设，但人其实和动物一样，是由建立在肉体有机体中的先天冲动决定的。进化论在心理学中的这种运用当然意味着一个巨大的进步。但在强调人与动物共同的心理因素时，却忽略了人与动物之间的决定性差异，以及人已发展出动物界所没有的品质这一事实。这并不是反对人从动物发展而来的进化论结论，只是反对进化论的机械应用，因为它不承认量的积累会转化为人类特有的新的品质。

在社会和经济方面，动物和人存在质的区别，首先表现在人可以生产而动物不会。我们所说的生产是指对自然环境的主动改变，超越了单纯的采集，并能够通过对现有元素的简单组合创造出新的元素。在这个意义上，生产的象征是火和工具。动物和人

---

① 以下是被认为最重要的反本能主义［立场］：K. 邓拉普（K. Dunlap），1929；Z. Y. 库奥（Z. Y. Kuo），1921，1922；社会学家 L. L. 伯纳德（L. L. Bernard）的极其透彻和有启发性的《本能》（1924）以及杜威采取中立立场的《人性与行为》（1922）。G. 墨菲（G. Murphy，1932）对本能理论也有简短而精彩的看法。

类从量变到质变的区分点，即是人类第一次生火和使用工具——无论这些工具多么粗糙原始。

同样的观点可以从另一个角度来表达。动物对周围环境的适应基本上是纯被动的，而人是被动同时也是主动的。达尔文已经表明，动物和人的生理和解剖结构的发展，要从对周围环境适应过程的意义上加以理解。动物仍处于这种被动适应的状态，与周围环境的关系原则上是静止的。人在解剖学和生理学上停止发展后，开始了主动的适应过程。他积极地改变周围的条件，在这个过程中，他自己也被改变了：他不再是解剖学和生理学意义上的人，而主要是心理学意义上的人。他与自然的关系发生了永久性的转变。换句话说，人是有历史的，动物是没有历史的。①

这个问题的心理方面是什么呢？动物与周围环境的关系、动物适应与克服周围环境的方式，基本上是由遗传决定的。尽管在与环境接触的方式上存在着某些改变的可能性，而且随着动物界等级的提高，这种可能性也在增加，但基本上可以说，遗传的反射和本能调节着动物与环境的关系，而且这种与环境的关系和与环境相处的方式对每个亚人类物种来说都是相对固定和不变的。

在人类身上，与自然相处的方式不再是遗传的固定方式。他对环境的适应不是发生在生物时期，而是发生在历史时期。在这个适应过程中，他既改变了环境，也改变了自己。只有人类面对环境的固定遗传方式松动或［中止］，才创造了历史和文化的可

① 1936 年，C. J. 沃登（C. J. Warden）也提出了这里所涉及的关于动物和人类发展之间根本区别的观点。

能性。

人和动物一样，有许多建立在其生理器官之上的驱动力，我们想提到其中最重要、最无可争议的方面：饥饿、口渴和性欲。这些生理驱动力的目的是发泄由生理特别是内部化学来源产生的紧张情绪。归根结底，这些生理驱动力是驱使人以及动物"生存"的驱动力。也正是为了满足这些需求，我们要与人类和非人类的环境打交道。但与低等动物相比，人类这样做的方式并不固定。唯一共同的条件是，人只能作为社会性的人来运作，也就是说，不仅是性的满足，所有维持生命的需求都要求人与他人建立社会关系。

个人满足其性需求和维持其生存的形式是由某些客观条件决定的。这些条件包括自然环境［在任何特定的时间内］以消费商品的方式提供给社会的东西，以及人驾驭自然的权力程度；或者换句话说，人对生产力的发展。生产的形式取决于此，而这又决定了人的生活方式，生活方式又决定了人的心理结构，决定了人与他人的关系，决定了人由于以某种特定形式满足自身需求而产生的具体冲动和恐惧。生理需求是人的有机体的直接产物，这对所有人来说基本相同，但心理冲动却是在个体对先前确定的能满足自己生理需求的条件下反应产生的。这样，我们就得出了心理结构中必须加以区别的两个要素：自然给定的生理驱动力和在社会过程中发展起来的历史性的心理冲动。这些共同构成了人类心理学的研究对象。

人在心理上的差异，不在于他们有饥渴和性的需求，而在于他们有什么样的特殊心理结构。这种心理结构是作为历史产物发展起来的。心理结构中最重要的内容是个体对他人或对自己的态度，或者说，是基本的人际关系，以及直接或间接地从这种行为中产生的恐惧和冲动。我们可以在许多原始部落中发现人的基本关系，它在族群出现之前就已经产生了，因为个体彼此拥有不同的个性。它可以像中产阶级社会的特征一样，是个体之间的彼此隔绝和屏蔽，也可以是在人的个性基础上的主动联合和团结——而这种团结和在人的个性出现以前的团结截然不同。在这里，就与人的关系形式而言，最重要的心理冲动是破坏性、爱和施虐狂；就消费商品的形式而言，[是]被动接受、强行占有、节约和生产的冲动。某种性格结构的典型恐惧，是由这种心理冲动结构中占主导需求的内容和给定外界系统的威胁程度所决定的。从这些基本的态度、冲动和恐惧出发，建立了大量复杂的冲动和态度。

3. 精神分析理论在肛门型性格描述上的差异

这不仅是性行为及其衍生问题

这里提出的冲动理论与弗洛伊德理论的本质区别是什么？弗洛伊德把心理结构解释为外界对个体行为的反应，我们基本上就是按照他的方法进行的。和弗洛伊德一样，我们的出发点是：人主要是由某些生理上固定的需求所驱动的；和他一样，我们把心理冲动理解为对外界行为的反应，目的是满足这些冲动。这里存在着第一个区别：在我们看来，在人被驱动的需求中，性需求并不像弗洛伊德所认为的那样起主导作用。然后是弗洛伊德所认为的，也是根本的自我保护的需求。在历史发展过程中，人加入了其他需求，有些是心理性的——如上所述是历史性的——像施虐、受虐的冲动或拯救的冲动等等，其在与别人相处的经验中又唤起了新的反应，最后生理上决定的保存生命的需求［被加入了］由社会决定的，诸如对更丰富多样的食物、生活环境等的需求。而这些对新的物质财富的整个需求范畴，都是在［历史发展的过程中］产生的。

那么，与弗洛伊德性欲理论的核心分歧就在于如何解释那些被弗洛伊德视为性的直接衍生物的冲动，特别是先天性行为与部分冲动。我们认为，这些冲动可以直接或间接地在客体关系中找到解释，而不需要借助生理本能来说明。我们认为，冲动确实［涉及］，但这些冲动是因个体对外部世界的反应而产生的，而在外部世界中，他必须以某种明确的方式满足自己的需求。人的心理结构，只要它超越了所有人共通的既定生理需求，我们就需要从人的生活方式、活动或生活过程的具体形式来理解，而不应理解为人生理冲动本身的直接产物。在人的生活过程中，生理需求只是一个方面，因此其生理机能并不构成其心理结构可以被理解的物质基础。

弗洛伊德对肛门型性格的描述与解读

我们希望以解释肛门型性格的例子来说明自己的观点。弗洛伊德在 1908 年发表的《性格与肛门性欲》一文中说："在用精神分析法寻求帮助的人中，我们经常遇到一类非常优秀的人，因为他们结合了某些性格特征，同时出于某种身体机能的行为及其童年所涉及的器官而引起了人们的注意。"①弗洛伊德发现这些常见的性格特征组合是秩序、吝啬和任性。因这些行为而引起人们注意的身体机能［即是］排便。

弗洛伊德观察到的这种组合涵盖了一系列相互关联的性格特征。"'秩序'包括身体上的清洁，也包括履行日常小事的尽责与可靠；与此相反的是'缺乏秩序'，即'粗心大意'。'吝啬'会显得贪婪加重；'任性'变成了固执，有愤怒和渴望复仇的倾向。后两个特征——'吝啬'和'任性'——与第一个特征'秩序'相比，相互之间的关系更为密切，也是整个情结中更为恒定的一部分。不过在我看来不容置疑的是，这三个特征在某种程度上是紧密相连的。"②

弗洛伊德通过对肠道功能的临床观察，发现有这种性格综合征的人，"需要比较长的时间才能摆脱婴儿尿失禁，甚至在之后的儿童时期也会抱怨这一功能出现问题。他们似乎属于那种被大人安置在便盆上却反抗排便的婴儿，因为他们从排便中得到附带的快感：他们承认，即使在稍晚的几年里，哪怕更快也更容易回

① 斯特拉奇的译文如下："在那些我们试图通过精神分析来帮助的人群中，经常会遇到一类拥有某种性格特征的人。同时我们的注意力被其童年时的行为以及与此相关的身体功能和有关器官所吸引。"（S. 弗洛伊德，1908b，S. E.，IX，第 169 页）

② 斯特拉奇的译文如下："'秩序'涵盖了身体清洁的概念，以及认真履行小职责和值得信赖的概念。它的反义词是'不整洁'和'疏忽'。'吝啬'可能以贪婪的夸张形式出现；'固执'可以发展到蔑视，愤怒和报复很容易与之结合。后面两种品质（'吝啬'和'固执'）相互之间的联系比与第一种品质（'秩序'）的联系更紧密，它们也是整个情结中相对不变的因素。然而在我看来，三者在某种程度上是紧密相连的，这一点无可争议。"（S. 弗洛伊德，1908b，S. E.，IX，第 169 页）

忆起自己兄弟姐妹排便的事情，但排便阻滞并回忆起与自己排便相关的各种不体面的执念，也会给他们带来快感"。①

弗洛伊德观察发现，这三重性格特征和这些人特殊的如厕训练经历同时出现。因此他得出理论结论，认为这两个事实具有因果关联。他认为，儿童时期对肛门区的性欲表现特别明显，"但既然在儿童时期过去之后，这些弱点和特殊性在这些人身上再也找不到了，我们就必须假定肛门区在发展过程中失去了它的性欲意义，并推测他们性格中那三重属性的恒定存在一定与肛门性欲的消散有关"。②

为了澄清这一理论假设，弗洛伊德追溯到他在《性欲三论》（*Drei Abhandlungen zur Sexualtheorie*）中的表述。在那本书中，他试图说明兴奋感来自所谓的性欲区（生殖器、口腔、肛门、尿道），并把这些地方理解为"性兴奋"区。虽然最初这些部位的兴奋感直接源自生理，但在发展过程中，这些性兴奋区的重要部分就会偏离原来的性目标，从而得到"升华"。假设就在眼前，

---

① 斯特拉奇的译文如下："——他们花了比较长的时间才克服了婴儿时期的大小便失禁，甚至在之后的童年时期，他们在这方面的功能也偶尔出现问题。在婴儿时期，他们似乎属于那种被大人安置在便盆上却反抗排便的婴儿，因为他们从排便中获得了一种附带的快感：因为他们告诉我们，即使在稍后的岁月里，他们也喜欢憋着大便，他们还记得——虽然对兄弟姐妹比对他们自己印象更深——用排出的粪便做的各种不雅的事情。"（S. 弗洛伊德，1908b，S. E.，IX，第 170 页）

② 斯特拉奇的译文如下："但是，既然他们的童年一过去，这些弱点和特质就都不存在于他们身上，那么我们就必须得出结论，肛门区在发展中失去了它的性欲意义。而且有可能，他们性格中存在的这三方面特性的规律，与他们肛门性欲的消失有关。"（S. 弗洛伊德，1908b，S. E.，IX，第 170 页）

我们"认识到从前肛门性欲中频繁出现的性格特征——秩序、吝啬和任性——其实是肛门性欲升华的第一个也是最持久的结果"。① 在这篇只有八页的论述的末尾，弗洛伊德表示期望"还可以认识到其他的性格特征集合体可以用某些性兴奋区来解释"。②

他把自己对性格形成根源的冲动总结为以下公式："剩下的性格特征要么是原始冲动的不变的延续，要么是相同冲动的升华，要么是相同冲动的反应形式。"③

弗洛伊德在这里提出的假说被精神分析学派完全接受，并在各种不同的方向上加以拓展，但没有任何根本的改变。许多学者，特别是亚伯拉罕、琼斯、萨德格（Sadger）、奥弗伊森（Ophuysen）和费伦齐（Ferenczi），对弗洛伊德的立场进行了扩大和补充，使得追溯性格特征或行为的口腔或肛门源头似乎成为精神分析理论的铁定法则，甚至已经远远超出了精神分析学本身的狭小圈子而变得流行。

上文我们已经指出，在弗洛伊德对肛门型性格的解释中，实

---

① 斯特拉奇的译文如下："因此，我们有理由认为，这些性格特征，即秩序、吝啬和任性，在以前肛门性欲的人身上常常很突出，可以被认为是肛门性欲升华的第一个和最恒定的结果。"（S. 弗洛伊德，1908b，S. E.，IX，第 171 页）

② 斯特拉奇的译文如下："我们应该在总体上考虑其他的性格特征集合体是否与特定性兴奋区相关。"（S. 弗洛伊德，1908b，S. E.，IX，第 175 页）

③ 斯特拉奇的译文如下："永久性的性格特征要么是原始本能不变的延伸，要么是这些本能的升华，或者由对它们的反应形成。"（S. 弗洛伊德，1908b，S. E.，IX，第 175 页）

际上混淆了两种方法。"任性"等个性特征被理解为对外界的反应，即客体关系，在此"肛门"只是扮演了一个媒介的角色：外界对儿童的干扰以及儿童对外界的反应，通过这个媒介表达出来。而"吝啬"则被认为是先天性欲的直接甚至是升华的产物，而这种先天性欲即排便阻滞的快感。

弗洛伊德对肛门型性格综合征的认识是一个富有成效的重要发现。但问题是，这种综合征的统一性是要追溯到它赖以生存的某一特定性欲区的统一性，还是如我们所表明的那样，追溯到某种生活方式的统一性。在这样的生活方式中，人在某些行为和某些冲动方面成长和发展，从而发展出"肛门型性格"综合征。

肛门型性格是与外部世界联结的结果

如果我们研究人与人之间的基本关系、人对外部世界的基本行为方式，就会像在肛门型性格综合征患者身上发现的那样观察并勾勒出以下画面：这些人从童年开始就感觉到这个世界是充满敌意、威胁和压迫的。他们对人和世界并不友好，而是与世隔绝、孤立。他们在自己周围画了一堵墙，在墙的后面加固自己。一旦这个孤立的人对世界开始防御，他在生命之战中的"战略"就必然变成加强和永久巩固这个孤立和防御的地位。一切可能有助于加强墙体和进一步巩固其地位的东西都是要努力争取的。一切可能危及或解除其孤立的东西，在他的立场看来都是一种危险。爱、奉献、离心方向的激情，这些向外的趋势是充满危险和威胁性的。毫无疑问，一切需要他向外释放任何东西从而削弱其孤立系统的事物，都会被认为是一种威胁，而他的 [安全感]

则来自尽可能多地从外部世界向自己这个系统中输入。

与弗洛伊德所说的那些总是希望从世界上得到什么的口腔型性格，或剥削他人并希望从他人身上夺走东西的施虐狂型性格等类型相比，肛门型性格在与外界的隔离和退缩方面还更进一步。他不希望外部世界友好地给他一些东西，不管是以顺从还是讨好的方式。此外，他觉得自己太弱小，不能剥削别人，不能从别人身上拿走东西。如果他不期望从别人那里得到任何东西，同时又有一种产生和实现自己欲望的执念，那么对他来说，要想在这个世界上使自己安心以及获得最大限度的财富，就只剩下一条路：任何东西一旦进入他的系统，就全部囤积起来，完全不使用。他与他人关系的特殊地位，极大地助长了这种倾向。每一个人都是他潜在的敌人，他们都希望从他那里得到一些东西，他必须时刻保护自己，防止这种危险。基于这种对世界和对自己的基本态度，即孤立、软弱感、潜在敌意和对他人敌意的恐惧，拯救的冲动被发展成为占有欲的主要形式，或在物质需求方面［确保］其人身安全的形式。

弗洛伊德和我本人所理解的拯救的冲动意味着某种情感的东西、某种驱动力。它不涉及由外部既定事实使之成为必要的理性态度，而是一种情感的、非理性的驱动力。它使拯救成为一种必要，它［源于］内心，独立于外部环境的需求之外。纯粹非理性吝啬的极端表现见于那些病态的贪婪案例：富人剥夺了自己的一切快乐，他们唯一的快乐只在于堆积金钱和物品。不太极端的情况是那些不能舍弃任何东西的人：他们必须收集一切，即便一钱不值。但显而易见的是，情感上的、非理性意义上的吝啬也同时是由实际生活情况决定的，在特定环境、特定事实之下，这种吝啬的态度会被极大强化。

在某些人身上，我们往往很难区别这是对外在条件的一种态度，还是心理学意义上的吝啬。就观察这种态度［而言］，它最明确的定义有以下几个方向。在存在非理性吝啬的地方，我们发现，这些人不仅对有物质价值的对象，而且对没有任何价值的东西，比如旧报纸或用过的鞋带，也是吝啬的。此外，他们对除物质对象以外的其他一切事物，例如感情或记忆，也是吝啬的。（感情的无意识动机之一，可能与收集过去经验记忆的某种乐趣有关。）我们进一步发现，这些人即使其物质环境发生了变化——变得非常富有，不再需要储蓄；或者变得非常贫穷，入不敷出——也会继续同样的吝啬态度。

吝啬与实际情况密切相关，而任性或秩序与实际情况的关系就宽松得多。这两者都是从对世界的同一基本关系中生发出来的，吝啬在其非理性方面也源于此。任性是指自我张扬的倾向，其基础是感觉到世界的敌意，以及随之而来的缺乏克服或坚持反对这种敌意的力量。任性的人想保卫不断受到威胁的、孤立的系统"我"，以对抗一个过于强大的世界，并通过强调或过分强调这个"我"的每一个特殊性、每一点独特性来达到目的。任性的人拒绝以敌对的方式或以友好的、富有成效的方式赢得人或获得物。他只顾着不允许外界进入自己的系统，他是在强迫性地和无法自控地防御。正因为他觉得软弱无力，不能在决定性的问题上进攻，他必须把每一件小事变成战斗的对象，并在这些小事上证明，他是独立的、不能被击倒的。

秩序——同样是在其非理性的方面，即如果它超出了合理的必要性，而具有冲动的特点——则与任性密切相关。可以说，在不断逼近的敌对世界中保卫自己的立场，害怕被这个世界所占领，就会迫使人们不断地划定自我创造的界限，从而保护"我"不受世界的入侵，使"我"以外的一切事物始终处于可以被控制的"正确位置"。所有的无序都意味着被侵占的危险。秩序试图通过对外部世界的不断划定和控制，机械地避免这种危险。关于这一点，肛门型性格的表现就很有特点。他们都有些僵硬和戒备，总是对自己以及世界有所限制。相比之下，能够去爱和被世界吸引的人，表现就很流畅自然。

在分析性文献中还有另一种特质，特别是在病理型病例中可以很好地观察到，它被列入"秩序"的概念之下，即非理性的洁癖或其病理表现形式——强迫洗涤。亚伯拉罕等人认为这种特质是对依旧存在的玩弄粪便的无意识快感的一种反应形成。我们认为，它是这种性格类型与外界的特殊关系的表现。它和秩序一样，是对一种不信任、恐惧的基本态度的反应，这种态度把世界看成敌对的。因此，每一次与外部世界的身体接触都被视为危险：恐惧越强烈，避免与外部世界接触的倾向也就越强烈。外部世界，特别是他人被看作敌对的，因此是危险的；或者某些东西是禁忌的，因此与它们接触是危险的。通常这两种情况同时发生，因为对禁忌的恐惧本身就已经是对人的恐惧加剧的产物。在洗涤中，与外界的危险接触以一种只在无意识中真实存在的主观方式被象征性地移走。在这个意义上，清洁是重新树立自我孤立系统的纯洁，并撤销与外界接触的另一种尝试。它是对世界极度恐惧和敌意的表现。①

亚伯拉罕等人在弗洛伊德最初发现的综合征的基础上，又补充了一些其他特征。这些特征通常也是典型的肛门型性格，首当其冲的就是施虐狂。虽然弗洛伊德在施虐狂中看到了性欲的部分驱动力（现在是性欲和死亡驱动力的混合体），而这种驱动力与肛门性欲从来没有明确的联系，但我们认为，它是同样的基本态度和客体关系的表现，这正是肛门型性格的根源。

我们所说的施虐狂是指使另一个人或某种生物成为自己权力的奴役工具，使之"任人摆布"。迫使对方忍受肉体折磨只是这种施虐狂的极端表现，因为没有什么比对另一个人施以酷刑更大的权力了：让他受苦，迫使他喊疼。施虐狂总是与受虐狂联系在一起，弗洛伊德从一开始就强调了这一点。最初他倾向于把受虐狂看作次要方面，看作向内的施虐狂。他结合死亡驱动力理论的发展，认为受虐狂和施虐狂一样，主要是由死亡驱动力决定的冲动兴奋。我们认为，受虐狂也必须理解为客体关系的一种确定形式。受虐狂涉及服从于个人之外、被认为是压倒性的强大力量的权力——无论是另一个人、自然、上帝、国家还是过去——并将个人的自我溶于其中。在这里，与施虐狂一样，被打、被压迫和被羞辱的冲动，正如在受虐狂的变态行为或受虐狂的幻想中所发现的那样，只是这种一般趋势的极端表现。

施虐狂和受虐狂都源于人类的同一种基本关系，我们希望将

---

① 在许多宗教中，洗涤拥有消除被禁止的接触的功能，无论是与不洁之物的接触，还是与被视为危险或有害的种姓或群体成员的接触。

这种关系称为"共生关系"。这种关系的特点是,一个人在精神意义上不能单独存在,他需要另一个人与之互补。更有甚者,他需要另一个人提供他赖以生存的持续营养。在受虐狂这里,重点在被他人吞噬,从而成为他人的一部分;而在施虐狂看来,重点在吞噬他人,使他人成为自己的一部分。

施虐狂寻找的是一个无助的对象,这样他可以无限地施暴。受虐狂寻找的是一个强大的对象,这样他可以向其投降、被其吞噬,被强大的对象占据从而成为其一部分。虽然施虐狂的感情通常类似于仇恨与毁灭,而受虐狂的感情类似于爱情,但是这种类比的双方在本质上是完全不同的。毁灭是指想毁掉一个对象,而施虐狂是想留住它、统治它;爱情是想让对象快乐并为其付出,而受虐狂是想消融在对象身上,结果是失去自我。

施虐狂和受虐狂所表现出的共生基本关系,是上面所介绍的作为其他肛门型性格特征基础的同一心理结构的一个方面,即孤立的、一元化的结构,并同时伴随着"自我"的弱点。

性格起源不同解释之间的相关性及其
与性格类型学的相关性

弗洛伊德假设的先天性欲与属于某种性欲水平的性格特征之间存在着什么联系呢?这里提出的概念在许多情况下并不否认这种联系,只是在理论上以不同的方式加以分析。这种联系被分为两个方向。

在儿童的生活中,如厕训练代表着他们与外界碰撞的一个最重要领域。不同程度的否定、压抑、敌意、友好等态度,都在其对这一原始生理功能的调节媒介上得以表现。如果父母对孩子有压抑、敌意的态度，那么在如厕习惯的教育方式上就会变得特别明显。因为对成人生活有影响的领域，对小孩的影响却很小；而像排便或喂食这样的原始生理活动，在小孩的生活中比在成人身上起着更核心的作用。但必须牢记，外界对孩子的态度导致其顽固反应，这不仅也不一定与如厕训练有关，而且在许多情况下与如厕训练没有任何关联。如果母亲在如厕训练问题上的态度是霸道和专制的，那么她在与孩子的整个关系中都会如此。如果由于某种原因在如厕训练中没有产生特别的冲突，那么这对孩子也会产生同样的影响。如果孩子感觉到有一个外部世界想要打破其慢慢发展的意志力并迫使其屈服，那么无论外部世界的态度表现为对孩子如厕习惯的管理过于严格，还是在孩子表现出其他独立迹象时对其进行恐吓，都会导致孩子变得任性。口腔型性格特征也是完全一样的。弗洛伊德认为，纯粹被动接受的冲动可以追溯到在母亲胸前被哺乳的快感，而儿童在这方面的特殊经验在这种快感的发展中是决定性的。在这里，我们也能找到足够多的案例，证明一个人在童年早期就已经形成了这种被动接受的态度。然而，这并不是因为他的童年经历中在喂养方面发生了什么不寻常的事情，而是因为外界对儿童的态度是过分的压抑和恐吓或过分的保护，〔从而抑制了〕儿童正常活动的发展。

〔但〕某些心理冲动与身体机能之间的联系又是另一回事。精神分析能够令人信服地表明，某些精神倾向可以在身体上表现出来。癔症和器官性神经症的临床经验为这一事实提供了充分的证据：头痛是愤怒的表现，呕吐是厌恶和反感的表现，腹泻是恐惧的表现。这些都是不断重复出现的征兆，除此之外还有大量的其他征兆。我们可以预先假定这与性区域的经验有同样的联系。如果孩子以外界态度为由形成某种行为，如留恋事物、不肯放弃事物，这种行为就很容易在肠道功能中表现出来，尤其是在幼儿时期，这种功能的作用相当大。在成人身上，扣留东西、收藏和保存的一般倾向也可以在生理功能上表现出来。

但是，如果认为排便阻滞的快感是节约的快感之"原因"，就像说头痛是生气的原因一样错误。［在这两种情况下，］明确的心理倾向是作为对外界明确态度的表现而存在，身体的征兆是这种心理态度的表现形式，但不是它的原因。我们发现，在梦的问题上也是如此。如果一个吝啬的人梦见自己囤积粪便，弗洛伊德会倾向于按照他的理论来解释这个梦。这样对于无意识的人来说，所谓粪便意味着钱，他之所以把钱存起来，是因为他"实际上"想保存它的象征性等价物——粪便。但是正如弗洛伊德所提出的，对梦的解释的一般原则允许我们在概念意义上做出另一种解释。我们发现，梦很容易且经常使用物理符号来表达更普遍的心理体验。这只是意味着梦将精神体验转化为符号语言，但不能证明身体经验是心理问题的原因。

这里提出的概念导致对如肛门型性格或口腔型性格类型形成的批判。当然，以什么角度来看性格类型的形成是随机的。类型的形成取决于在整个现象中，什么是当时的兴趣焦点，或者说从各种相比较的现象来看，主要的兴趣是什么。如果人们的首要兴趣在于通过人与外界或与自己的关系来区分人，那么心理类型就可以分为内向型和外向型。如果人们的首要兴趣在于强调在某些行为上的差异，最纯粹的表现在某些神经症症状上，那么心理类型可以分为癔症或强迫性神经症。如果兴趣在于人格性格结构中所锚定的特定行为，那么就可以形成类似专横、贪婪或施虐—受虐的性格类型。

人们期望所有的性格类型足以符合当时决定它们的兴趣焦点。但在肛门型性格和口腔型性格等性格类型的形成中，情况并非如此。这些类型的指导观点来自遗传学。这种观点认为应该根据人性格结构的根源来区分人的性格类型。如果假定造成肛门型性格综合征的统一条件不是源自性区域的刺激，而是来自个体在发展这些性格特征时对外界系统的统一反应，那么这种遗传类型的性格形成就一定不是以性区域为中心，而是以决定这种性格结构的典型环境系统为中心。从我们对个体差异之外的性格观察来看，这种外界的环境系统是社会性的。

我们发现，弗洛伊德所描述的肛门型性格实际上典型体现于欧洲中下层阶级的普遍性格。因此，从遗传学的角度看，形成一种类似于中下层阶级性格的类型对我们来说似乎是可能的、以遗传学为导向的［选择］，而且无论如何是一种比肛门型性格更正确的科学选择。如果人们关注比中下层阶级更宽泛的性格结构，就会遇到类似"中产阶级性格"的类型。

4. 心理分析理论修正的结果：社会形成的性格

代表个人社会心理结构的社会典型性格

到目前为止，我们基本上谈到了在个人身上发现的冲动和性格综合征，并试图表明它们不能被理解为性本能的直接产物，而是对某些外部世界条件的反应，而且——从最广泛的意义上说——是一种客体关系。

社会和个人并不是相互"对立"的。社会无非活生生的、具体的个人，而个人只能作为社会人生活。个人生活实践必然是由其社会或阶级的生活实践决定的，而归根结底，是由其社会生产方式决定的，即这个社会如何生产、如何组织以满足其成员的需要。各种社会或阶级的生产方式和生活方式有所不同，这就导致了特定社会的不同性格结构的形成。各种社会之间的差异不仅表现在生产方式和社会政治组织上，而且表现在身处其中的人们尽管存在着种种个体差异却共同拥有的典型性格结构上，我们姑且称之为"社会典型性格"。

社会典型性格是一个必然不如个体性格那么具体的范畴。在描述一个人的性格时，我们所面对的是这种性格的许多特征的总和。这些特征以其特殊的配置构成了这种性格。正如所有类型性格的形成一样，在社会典型性格中，只有某些基本特征被区分出来，而这些特征在它们的能动性和重要性上，对这个社会的所有个人都具有决定性的影响。这一区分显著地证明了这样一个事实：尽管该类型具有普遍性，但它仍有其社会特性，并与其他社会的典型性格相区别；此外，分析还可以把个体性格及其所有个体特征追溯到社会典型性格的要素上，因此对社会典型性格的理解是全面理解个体性格的关键。在阶级社会中，各阶级成员表现出共同的社会典型性格，这种性格虽然对他们所有人都适用，但在某个阶级的典型配置中，某些只对特定阶级适用的特质又会增强。

在进一步探讨社会典型性格的问题之前，有必要再次回顾一下性格的基本概念。正如精神分析所提出的，以及以上对弗洛伊德性欲理论的修改所表明的，性格不是一个人表现出来的典型态度和行为的总和，而是那些冲动、恐惧和态度的结构。这些冲动、恐惧和态度在大多数情况下无意识地决定了这个人表现出来的典型行为。在这里，理解性格的动态品质尤为重要：这里面有各种力量在起作用，这些力量［以相当具体的方式］在性格特征中被束缚和控制。性格是人类大部分能量得以体现的形式，是个人充满冲动能量的工具。个人用这种能量在特定的生活条件下满足自己的需要，并保护自己免受危险。

社会典型性格的功能

社会典型性格的构成，正如各种社会形态的生产和生活方式以及其中的阶级一样，各不相同。但是，其构成总与个人必须履行的特定职责——从狭义上说是他的经济职业，从广义上说是他的社会行为——以及他必须遵守的禁令，特别是必须服从于某个统治阶级的情况相关。就履行职责而言，以某种方式满足需要、以某种行动避免饥饿的［现实］必要性，当然是个人特定行为的决定性动机。但是，在一定的社会中，必要的工作强度越大，个人必须履行的职责就越复杂；同时，这些职责越脱离个人的需要，人们对该行为必要性的理性认识就越能证明其动机不足。这里的原因有二。第一个原因是，密集型以及差异化的技艺需要人们对此有一定程度的精力和兴趣，而这仅凭单纯的力量或单纯对某种行为必要性的认知是难以完成的。像建筑、粗放型农业或工厂无资质工人的工作这类［活动］，当然能够以纯粹的必要性为理由来进行，但有资质的活动则需要"自由意志"。

个人必须要有意愿做他所做的事情或以他的方式来做事情，外在的必要性必须变成内化的理想。这里我们要讲到另一个原因：在一个社会秩序中，个人在政治上是自由的。为了使他满意且顺利地发挥作用，个人就需要得到一定程度的主观满足。当然，某种［活动］或生活方式如果符合个人的需要，如果是个人个性的表现，就可以带来这种满足。但是，如果所要求的职业或行为方式对他来说是陌生的，是外部强加的，那么这种满足感就必须通过发展性格结构的方式来实现。在这种性格结构的基础上，社会必要的东西就会成为令个人满意的东西，成为他努力追求和完成的东西。

一个以战争和掠夺为生的部落成员，必须在战斗、掠夺和个人荣誉中发展乐趣。以合作为基础进行精耕细作的部落成员，必须培养一定的劳动奉献精神，对同伴有一定的友好和乐于助人的态度。中产阶级必须在其性格结构中形成一定程度的进取性，必须对谋生、工作、与他人竞争和想超越他人的冲动有一定程度的强化，必须为了履行职责的需要而压抑自己对快乐和满足的要求。但是，一旦形成了这样的性格结构之下的冲动和态度，那么履行职责、工作、竞争等强制行为的实践就会使其得到一定的满足。

可以肯定的是，为了满足"精神存在的最低限度"，即［与］个人在没有摩擦的情况下发挥作用所必需的最低限度的主观满足，社会需要采取额外的手段。这种额外的满足在大多数情况下可以由意识形态提供，不需要大笔的物质支出。在施虐狂和受虐狂的冲动强烈发展的性格结构中，影响这种幻想满足的是与之相应的社会状况。在人的物质需求没有得到充分满足的情况下，这些冲动的满足就显得尤为重要。古罗马的"马戏"（circuses）就是施虐狂幻想满足的经典例子，同时也是一种自恋的态度。如果一个人以其成就和个性为荣的自主性被削弱，那么他就会在以下思路的幻想中得到弥补：自己的民族或种族是所有民族中最卓越、最优秀的，属于这个群体的简单事实就会使其地位高于所有其他群体的人。

社会典型性格以及代表必要和许可的强化冲动和期望一起，也包含禁止的被强化特征。同时，社会典型性格的这一面对社会功能的发挥也是非常重要的。个人在其社会存在中为了普遍的利益必须放弃对某些冲动的满足。但除此之外，在许多社会中，个人必须放弃的必要满足与他的社会存在［本身］没有直接关系，而与一定社会结构相关联。

中产阶级社会使一定程度的性压抑和对幸福的完全否定成为必要。此外，它还在此基础上，特别是对广大群众来说，增加了对物质满足和享受的限制（即使同时［灌输］对这种享受的品位），于是使群众与富裕阶级形成了鲜明的对比。如果这些要求对个人来说是至关重要的，如果它们每次都要屈服于武力，那么其后果将是：首先，在许多情况下，个人将不顾威胁性的禁令而坚持执行他的要求；其次，即使在这些要求被有意识地压制的情况下，也会［在个人中］对那些迫使他压制的人产生怨恨和敌意。从社会的立场来看，其结果将是非常不令人满意的。自动否定冲动具有社会必要性，但它还不会导致强烈的反感。这就要求无论生理还是心理上的被否定满足的冲动都要被压抑，也就是说，它们在意识中必须不再作为需求出现，或者在数量上有所减少。由此，外在的禁止变成了内在的约束，成为良心的要求。就像弗洛伊德在其动态分析中所称的"超我"的要求，就其本身而言，就是统治一个社会的权威的内化。（比较 E. 弗洛姆，1936a。）

社会典型性格是由一个社会的生产和生活方式决定的，但它的形成又受到其他一些因素影响，或被某些具有特殊社会意义的特征所强化。我们所面对的因素一般来说是意识形态的影响。宗教是影响性格结构的最强有力工具，如今它在很大程度上已被某些政治意识形态所取代。新教及其教派的社会功能在很大程度上要对那些已经从改变过的生产方式中发展出来的强化的性格特征负责。但这不仅仅是某些特征的强化问题。

宗教代表着一个系统，它有助于整合从社会生活方式中发展出来的性格特征：不是为了强化某些特征，而是为了产生其他特征，它们不仅是社会生活的反射，而且是整个性格形成的必要条件。但同时宗教又创造了幻想的满足，这对具有明确的社会典型性格的人来说是必要的。新教，特别是新教教派，以其教义生出恐惧，但同时通过强调责任和［马克斯·］韦伯所说的"内心世界的禁欲主义"为这种恐惧的相对解放指明了道路。这样，它就以中产阶级社会的生产和生活方式所赋予的方向，从根本上影响着中产阶级社会的典型性格。

在社会经济结构和社会典型性格之间，存在着一种脆弱的平衡。性格是在对既定生产方式的反应中发展起来的。从个人角度看，它发展出的心理需要可以在生产方式的某一特定水平上得到相对的满足；而从社会角度看，这些需要又为个人职责的履行提供了必要的心理能量。只要这种脆弱的平衡存在，性格就会倾向于发自内心地加强现存的社会关系，特别是阶级关系。可以说，性格是把特定的社会结构黏合在一起的"水泥"。它提供了一种冲动，推动人们去做被要求的事，阻止人们去做被禁止的事，并让人们在顺应现有关系中找到某种程度的满足。

但是，这种脆弱的平衡状态在不断被打破。社会发展需要新的行为方式，而这些方式不再与已形成的心理结构相契合。另一方面，传统性格结构的根本需求也不再能得到满足。在这个讲求信任的时代，资本家如果想获得成功，就需要具有早期资本主义阶段的商人所没有的其他心理冲动。例如，对他来说，节约的特质将成为障碍而非助力。

与此相关的一个特别好的例子见于权威国家的关系中。中下层阶级经济条件的衰落以及危机带来的结构性失业已经不能满足中产阶级性格中蕴含的对经济独立、储蓄、工作的需要，以及一部分人对物质日益增长的乐趣。这种对传统性格结构中所蕴含需求的落差，导致了人们作为一个整体对现有条件越来越不满意。因此，性格中的固定需求从一种黏合元素变成解体元素，并且威胁到了现有社会。"水泥"俨然成了"炸药"。

简而言之，经济条件与既定性格结构之间的冲突，可以通过以下两种方式来消除。首先，通过改变经济条件，使从现有性格结构中生长出来的需要能够得到满足。另一种可能性是，基于一定社会的阶级关系，第一种解决办法所必需的经济变革是不能接受的，那么就必须尝试发展一种可以在既定经济条件下得到满足的性格结构。权威国家正试图在这个意义上从内部改造人民：利用各种宣传和影响手段，创造一种需要服从、自我牺牲、英雄崇拜的性格，而不是渴望个人成功、工作和幸福的传统中产阶级性格。

然而不可避免的是，意识形态对个人性格结构的形成影响是有限的。因为个人性格结构的形成在很大程度上与人们的实际生活相关联，而人们对与实际生活相冲突的意识形态能否持久取得成功是表示怀疑的。人类的团结，比如众多工人共同为伟大项目而劳动的团结；一定的知识水平，比如一个有资质工人的活动所需要的知识水平；对个性的感知，比如在个人必须完成相当复杂任务的生产方式中产生的感知——这些都是不容易被对立性质的意识形态影响所破坏的。

让我们简要地总结一下这里提出的社会典型性格的概念。人的精力不是以某种一般的形式出现在社会生活中，而是被引导到那些使它们对一定社会的运转有用的渠道中去的。从这个角度看，性格就是作为生产力出现在社会进程中的确定心理能量形式。或者，换一种说法，社会典型性格是整个社会机制的一部分，没有它，社会机制就不能或无法充分地发挥作用。

5. 分析性社会心理学与其他方法的比较

社会心理学必须描述社会典型性格，根据其中存在的基本无意识冲动、恐惧和态度来进行分析。它必须说明社会典型性格在多大程度上是社会生活和生产方式的产物，以及在社会中发生的对个人的意识形态影响。最后它必须说明在性格特征中表现和形成的心理能量如何作为生产力进入社会进程。

虽然在本书框架内无法全面涉及，但只有对社会典型性格的具体分析，才能证明这里提出的概念是否成立。这种分析不仅关乎我们能否成功地从社会的生产和生活方式中得出社会典型性格，还在于对社会典型性格的了解能否使我们对社会动态的洞察力更加敏锐。

这里所提出的社会典型性格理论所涉及的主题，自拉扎勒斯（Lazarus）和施坦塔尔（Steinthal）的"民族心理学"（Völkerpsychologie）概念以来，反复从各种不同的角度、出于不同的动机、用不同的方法来展开研究。我们想简要地谈一下与我们的问题密切相关的三种研究方法：[a] 德英关于社会"精神"的讨论，[b] 历史唯物主义理论，[c] 美国人对"模式"和"习惯"的认识，即认为它们是特定社会个性的烙印。

探索社会"精神"的途径

我们论证的社会"精神"问题以"中产阶级"精神为例。[①]桑巴特把经济的"精神"称为"在社会生产中起作用的心理特征

---

① 特别比较：W. 桑巴特（W. Sombart），1923；M. 韦伯（M. Weber），1920；R. H. 托尼（R. H. Tawney），1927；L. J. 布伦塔诺（L. J. Brentano），1916；E. 特勒尔奇（E. Troeltsch），1919；L. 克劳斯（L. Kraus），1930。

的总和，一切智力的表现，一切在生产奋斗中产生的性格特征，同样的思想，共同的既定目标，一切价值判断，一切决定和规范生产者行为的基本命题"。（W. 桑巴特，1923，第 2 页。）

马克斯·韦伯从资本主义与新教和新教教派的联系中看到了资本主义的"精神"。他试图表明，新教在中产阶级中产生了一些特征，它们对资本主义社会中一个有生产力的人的行为具有决定性意义。韦伯认为，预先决定论以及人不能通过做善事来影响上帝的理论，在中产阶级中产生了这样一种需求：通过在职业活动中的［上进］，通过在经济职业中的成功，来证明上帝已经保佑了他。这种对上帝确切庇护的不断追求，导致了一种"内心世界的禁欲主义"，即通过不间断的劳作、履行自己的职责和争取成功来与上帝和解或接受上帝的赐福。尽管我们在讨论中对韦伯提出了种种合理的反对意见，但事实是，他正确地看到了中产阶级的某些决定性特征。在这些特征中，个人的职业活动与新教之间存在着联系。即使是克劳斯这样坚定批评韦伯的人，也承认韦伯是正确的。他说："把世俗职业内的义务履行评价为道德典范的最高境界，这对旧教会以及中世纪的教会来说都是未知的。"（L. 克劳斯，1930，第 245 页。）

我们对韦伯理论的主要反对意见是，他把这种关系完全颠倒了。这里有两个方面：一方面，韦伯把中产阶级人的特殊性追溯到新教的特殊内容，用中产阶级人的宗教观念来解释中产阶级，而不是用一个被经济学的明确形式所印证的人的观念来解释；另一方面，韦伯认为的人本身的关系被颠倒了。他认为一个人的思想，特别是宗教思想，决定其行为，而没有看到思想本身是人身上大部分无意识冲动和恐惧的表现，也即在动态意义上理解的其性格结构的表现。宗教意识形态只有在绝对社会的典型性格基础上才能产生，或者说在社会典型性格的基础上才能有效。这是意识内容的直接基础，但它本身是由社会的生产和生活方式决定的。正如我们在上面试图表明的那样，宗教具有强化和整合由特殊经济类型所决定的性格结构的作用。

韦伯拒绝任何从心理学理论意义上理解中产阶级性格的尝试。桑巴特做了这种尝试，但只是以一种肤浅的方式。典型的例子就是他用虚假而浅薄的心理学范畴来展开工作。比如，他在谈到前资本主义的人时说："那是自然人，上帝所创造的人——因此，要发现其经济倾向并不困难：它是从人的本性中自行产生的。"（W. 桑巴特，1923，第 11 页。）［或者当他说：］"事实上，如果我们走进儿童的想象和价值观念的世界，就能更好地理解现代企业家以及所有被其精神所感染的现代人的心理结构。因为我们能清醒地认识到这样一个事实：对于那些在我们看来赫赫有名的企业家或［事实上］所有真正的现代人来说，其交往动力与儿童是一样的。那么，对这些人的最终评价意味着把所有的心理过程极大还原到最简单的元素，代表着心理经验的完全简化，是退回到儿童精神的那种简单。我［甚至会支持这种观点］。儿童有四种基本的价值情结，这四种'理想'统治着他的生活：1.［感知层面］；2. 快速运动；3. 新鲜事物；4. 权力感。这些——如果我们仔细研究，只有这些——儿童的理想是所有具体的现代价值观念的基础。"（W. 桑巴特，1923，第 221 页以后。）

这里提出的对立的理论立场是什么呢？我们设想被理解为类

似社会或人的"精神"是社会典型性格结构的有意识的表现，我们试图分析和考察中产阶级人的性格结构，首先是其无意识因素，以及这种性格结构在多大程度上是资本主义生产所特有的人们的生活方式的表现。这种分析将从资本主义生产所造成的个人与他人的基本关系——其一元孤立、经济形势的绝对不稳定所引起的恐惧、心理孤立和竞争〔引起的〕源源不断的对其他人有意或无意的敌意——出发。它将考察这种基本结构在多大程度上导致了一种深层的正当性需要，而这种需要就其本身而言，是由责任的履行和成功来满足的。它将不得不说明，资本主义的经济方式是如何把包括人在内的所有东西都变成只对其存在间接、疏远关系的商品，以及用金钱来满足所有欲望的可能性在多大程度上只是发展了人们的赚钱能力，而削弱了人们的内心活动和表达能力。资本主义的"精神"不是我们解释人的〔固定〕点，我们必须分析中产阶级人的性格结构，必须从性格结构的根基上理解精神，而这理解本身也得依靠人的生产和生活方式。

对于像桑巴特那样用某一时代流行的思想或某种精神来解释历史现象的理论，马克思在对蒲鲁东（Proudhon）的评价中提出了尖锐的批判。"让我们和蒲鲁东先生一同假定：现实的历史，与时间次序相一致的历史是观念、范畴和原理在其中出现的那种历史顺序。每个原理都有其出现的世纪。例如，权威原理出现在 11 世纪，个人主义原理出现在 18 世纪。因而不是原理属于世纪，而是世纪属于原理。换句话说，不是历史创造原理，而是原理创造历史。但是，如果为了顾全原理和历史我们再进一步自问一下，为什么该原理出现在 11 世纪或者 18 世纪，而不出现在其他某一世纪，我们就必然要仔细研究一下：11 世纪的人们是怎样的，18 世纪的人们是怎样的，他们各自的需要、他们的生产力、生产方式以及生产中使用的原料是怎样的；最后，由这一切生存条件所产生的人与人之间的关系是怎样的。难道探讨这一切问题不就是研究每个世纪中人们的现实的、世俗的历史，不就是把这些人既当成他们本身的历史剧的剧作者又当成剧中人物吗？但是，只要你们把人们当成他们本身历史的剧中人物和剧作者，你们就是迂回曲折地回到真正的出发点，因为你们抛弃了最初作为出发点的永恒的原理。"（K. 马克思，《哲学的贫困》，1971，第503 页。）

历史唯物主义理论

马克思恩格斯理论并没有像许多历史唯物主义的解释中所广泛呈现的那样，认为解释历史的决定性原则是人类谋生的动力。对他们来说，主观的心理动机不是经济上的考虑，而是人类生命活动和社会发展的客观条件。马克思和恩格斯是以社会存在来理解个人及其意识的。"人们是自己的观念、思想等等的生产者，但这里所说的人们是现实的、从事活动的人们，他们受自己的生产力和与之相适应的交往的一定发展——直到交往的最遥远的形态——所制约。"（K. 马克思和 F. 恩格斯，《德意志意识形态》，MEGA I，5，第15 页。）他们注意到了"文化"、意识形态上层建筑对经济下层建筑的依赖性，精神上看到了"在人脑中转化的物质事物"。然而，这些物质事物不是它们的物质组织，而是它们的物质生活过程，其精神动力是满足人的需求的倾向。历史唯物主义表明，人及其思想都是生产方式的产物，是"这些个人的一定的活动方式，是他们表现自己生命的一定方式、他们的一定的生活方式"。（K. 马克思，《德意志意识形态》，MEGA I，5，第15 页。）

他们没有涉及物质事物在具体细节上如何"在人脑中转化"的问题，而人头脑中的具体细节是上层建筑和下层建筑的媒介。恩格斯在给梅林（Mehring）的信（1893 年 7 月 14 日，转引自 H. Duncker，1930）中鲜明地强调了这一点："这就是说，我们大家首先是把重点放在从基本经济事实中引出政治的、法的和其他意识形态的观念以及以这些观念为中介的行动，而且必须这样做。但是我们这样做的时候为了内容方面而忽略了形式方面，即这些观念等等是由什么样的方式和方法产生的。"

这就是分析性社会心理学在历史唯物主义理论中的地位。它可以详细地表明，人们的生产和生活方式创造了相当确定的性格结构。人们的意识只要不是直接对社会实践的理性反应，就是由人们的驱动力、恐惧、期望——特别是无意识——的特殊形式决定。社会心理学理论越是与人们非理性的行为方式有关，就越是重要——尽管它是非理性的，却不能用"疯狂"来解释，而要用社会进程中形成的性格结构来解释。

在我们看来，本书中提出的对弗洛伊德理论的修改，在某些方面似乎更接近历史唯物主义理论，而不是弗洛伊德的性欲理论。这与马克思和恩格斯的观点有着共同的特点，即对人的意识持根本性的怀疑态度，对心理过程也有辩证的理解。把精神和心理现象部分地直接追溯到生理的来源，这符合机械唯物主义的哲学，而这种哲学已被辩证唯物主义超越。当然，人的身体组织和生理需求在其整个生活实践中有决定性作用。这里提出的理论比弗洛伊德的理论更接近历史唯物主义的观点，因为人的心理结构被认为是其活动和生活方式的产物，而不是其身体组织所引发的反射。这种生活实践决定了社会典型性格，是上层建筑和下层建筑之间最重要的媒介之一，也是心理能量作为生产力进入社会进程的特殊形式。①

美国社会心理学中的"习惯"概念

在美国的社会心理学文献中，最普遍的观念是把社会个体出现的典型特质视为"习惯"，直接打上社会风俗、技术、"模式"的烙印。这些观念的中心范畴是"行为"，主要是在与本能理论的斗争中发展起来的，因此比起桑巴特和韦伯更为进步，因为它们认为社会因素比其他因素发挥的作用更大（即使［陷入了环境］理论的泥潭），代表了对以人的驱动力来解释社会的心理学理论的倾斜。但是，它们在两个方向上有所欠缺。它们把人的"习惯"机械地当作单一性状的总和，没有看到行为的整体结构性，即人的所有单一性状都以相当确定的方式交织在一起，相互依存。在这方面，尽管韦伯和桑巴特所描绘的图景也有其他的缺点，但远远胜出"习惯"相关概念。

以"行为"为中心的理论的另一个缺陷是，行为被接受为最

---

① 比较与历史唯物主义理论的关系，我们在弗洛姆，1932a，以及 W. 赖希（W. Reich），1929 和 R. 奥斯本（R. Osborn），1937 中有更详细的介绍。

终单位，但没有提出这样的问题：决定特定行为的无意识的冲动、恐惧和态度是什么？换句话说，导致特定行为的性格结构是什么？当然，有大量的社会典型行为方式本质上不过是对社会既定"模式"的接管。这类行为方式包括打招呼的方式、吃饭的方式或其他许多类似性质的行为。但是——而且特别是——我们所探讨的是与社会运作以及个体个性有关的行为方式，因此全面的理解需要我们对性格结构进行分析。只有联系对性格结构的认识，我们才能理解为什么既定社会赋予的"模式"能够被这个社会的人们接受并大力实践。

某些行为虽然外在浅显看来和其他行为一样，但如果性格结构不同，人们在微小的细节方面——比如在情感深度的寄托方面——就会有所不同。这里所引用的美国人的观念中，像贪欲倾向这样的特质，通常被认为是一种社会技能或习惯，是社会赋予个体并为其所用的。然而，社会心理学分析表明，贪欲在中产阶级具体的特殊性及其作为一种倾向的强度上，只能根据性格结构来理解。让我们以一个与中产阶级完全不同的社会典型性格为例，比如普韦布洛印第安人（Pueblo Indian）或前资本主义时代的欧洲人，作为一种基本特征，贪欲的多少与强弱就完全不同了。如果把贪欲作为一种"模式"引入一个具有完全不同社会典型性格的社会中去，那么人们要么根本不会实行这种模式，要么只会以微不足道的精力去实行。只有在社会关系发生变化的情况下，整个社会典型性格才会发生变化。在这个意义上说，贪欲只有成为一种内部自发的需要，这种习惯才可能在现代人的意义上变得有效。一些在资本主义发展中仍然落后的部落就是活生生的例子。① 这不仅对某些行为方式的"模式"如此，对所有意识形态也是如此。某种意识形态，如履行义务或把成功视为主要内容与人生目标的意识形态，只有在相当明确的性格结构的基础上才变得有效。当然，正如我们在上面所看到的那样，意识形态也有助于形成性格结构，但性格结构在根本上是由社会的生活方式决定的。同样一种意识形态，如果说对中产阶级的性格作用深刻且奏效，但对资本主义以前的人的性格来说却轻如鸿毛。意识形态的有效性并不取决于它是否正确或人们是否能理解，而是取决于社会性格结构赋予的某些情感的预设。

我们认为，人们典型的行为方式和他们接受某种意识形态的意愿，基本上不能直接看作对社会"模式"的直接反应或者接管。相反，它们是由一种性格结构提供和承载的。这种性格结构就其本身而言，是具体的生活实践的产物，在上述提及的意义上，是人在既定自然和社会条件下的调整，目的是满足他在生理和历史意义上创造的需要。②

---

① 与伯特伦·沃尔夫（Bertram Wolf）在 1937 年出版的关于墨西哥印第安人的书中所举的缺乏贪欲的例子相比较。

② 美国还有一种观念，它以"习惯"的观念为中心，但另一方面也考虑到心理冲动和欲望，这就是约翰·杜威的理论。他把社会心理学的问题定义为"不是个体或集体的心灵如何形成社会群体和习俗，而是不同的习俗、既定的互动安排，如何形成和培育不同的心灵"（约翰·杜威，1922，第 63 页）。杜威在麦独孤（MacDougall）理论和行为主义取向之间采取了某种中间立场。虽然我们在许多细节上同意他的提法——还有他所引用的提法——但他的理论在我们看来是不能令人满意的，因为他没有看到对性格结构，特别是其无意识部分，进行分析的必要性。

第二章　心理需求与社会

（1956 年讲座）

　　理解人的本性，最重要的是理解人类存在的具体条件。人是动物，人又不是动物。人在自然之中，人又超越自然。难以置信的是，人是自然界的怪胎。他是唯一有自我意识的生命。而这种存在于自然之中并超越自然，有自我意识并具有最低限度本能发展的特殊情况，在人类身上创造了一种特殊的境遇。动物的生活和行为基本上是由本能引导的。动物的生命是靠大自然赋予它的禀赋来延续的，而人类几乎没有这种能力。

　　人必须过自己的生活。人从出生之日起就面临着一个必须回答的问题。这个问题产生于人类存在的二分法，源自人类存在的特殊条件。我不能说得太多，但我想简要地提一下。

　　人必须与他人相关联。如果一个人与他人没有关联，他就是疯子。事实上，这是对精神错乱唯一有效的定义。一个完全与他人无关的人，这个人——就像易卜生（Ibsen）在《培尔金特》（*Peer Gynt*）中所说的那样——是他自己，除了他自己什么都不是。人若不是疯子，就必然要与他人相关联。他可以通过几种方式与他人相关联，比如以下两种：以一种共生的方式进行联系，也就是说，要么服从某人，要么拥有对某人的权力，而这个人对他来说是生存的必要条件。此外，他可以通过爱来进行联系，即在确保双方独立完整的条件下与另一个人成为一体。无论他是以哪种方式与人相关联，这都是健康和不健康之间的分野。如果他要保持理智，就必须以某种方式与他人相联结。也许可以这样类比：人可以吃很多种食物，有些对他有益，有些对他有害，但如果一点都不吃，他就会死。总之，生理范畴的死亡和精神范畴的错乱是一样的。

基于生存条件，人的第二个需求是必须扎根于某个地方。我们都来自母亲的子宫。我们都来自大自然。我们出生意味着什么？事实上，我们极大地高估了出生这一生理行为，因为出生后的婴儿在很多方面更像胚胎，而不是成年人化的婴儿。唯一的区别是，他现在身体上、生理上脱离了母亲；他由自己的系统滋养；他必须呼吸。如果要与母亲分离，呼吸是第一个必要的活动。但在相当长的一段时间内，婴儿仍然保持原样，完全依赖母亲的时间比任何动物都长，然后有一个缓慢的发育过程。

出生是一种贯穿生命的行为，即摆脱母亲和自然的束缚，成为一个属于自己的人。生命的悲剧在于，我们大多数人在完全出生之前就已经死去。但你几乎可以用指认其停止出生的那一点来描述任何一个人。精神病患者是在子宫里就已经停止了出生，因为他的渴望是回到子宫、回到死亡、回到前意识和前个性。被动接受的人在生活中总是期待着有人来滋养他、给予他、对他好，这种人在出生时，在母亲的胸前就已经停止了出生。以此类推，不可枚举。

在一个连续的过程中，我们切断了与过去的联结、与母亲的联结，到达了一个只能通过自己的活动来管理的新情境。这就是为什么呼吸如此重要的原因，它不仅是生理上的，而且是心理上和象征意义上的。正如出生时与母亲分离的行为只有通过第一个活动行为（即呼吸）才成为可能，任何分离、任何出生的行为，都只有通过我们自己承担新的活动，才能在心理上实现。

其实我相信我们可以在任何一个人身上观察到两种倾向：一种是希望回归，一种是希望出生。或者你可以换一种说法：从确定的、过去的束缚中走出来的恐惧，伴随把自己从确定和过去的存在中移出并进入新情境、新活动的希望。我认为，弗洛伊德所说的死的本能和生的本能，可能更准确地描述为两种倾向：攻击的倾向和出生的倾向。

出生的每一个行为，进入新情境的每一步，都是不确定的，是我们所恐惧的。你可以说它需要信仰。确定的只有过去。我们可以说，唯一确定的是死亡。在任何出生的行为中，在任何进步、进化和出现中，都存在着不确定性。但同时在人性中也存在着想要从过去中走出来的倾向，因为过去在某一时间点会变成束缚。然而精神病和神经症一样，都可以被定义为在某一时间点之后的无以为生。顺便说一下，我们所说的神经症和精神病，我认为在很大程度上是由文化决定的。也就是说，那些和一般人一样疯狂，或者是和一般人一样发育不全的人，我们都称为"正常人"。

现在，有一种需要是我们超越的需求。我们生来就是创造物，然而我们不能忍受像骰子一样被扔出杯外。想要超越我们创造物的本性，超越生物本性，我们可以用两种方式来实现。我们可以创造生命。女人天生就能做到。男人做不到，所以他们靠思想或各种事物来实现。我们可以通过创造来超越生命。但是创造在很多方面都很困难，如果我们不能通过创造来超越生命，还可以通过破坏来实现。毁灭生命和创造生命一样，都是对生命的超越。破坏性可以说是人的一种次要潜能。如果我们不能通过创造来应对生命，或者如果我们不能通过创造来超越生命，我们就试图通过破坏来超越生命。于是在破坏的行为中，我们使自己比生命更优越。

　　还有一种需求是我们对身份的需求。我们必须说出"我"。如果我们不能说出"我"，我们就又疯了。但我们可以用很多方式说"我"。在原始部落中，你可能会发现"我"的概念是借由"我们"来表达的。我就是我们。在部落的归属感之外，没有个体感。今天的我们不是生活在一个原始部落里。我们生活在一个家庭、部落、血缘等所有原始的有机纽带都已经极大程度被瓦解的时代。今天的人面临着发展"我"的意识的可能性，但这意味着他已经发展了自己的创造力和生产力。他必须是他，他必须感知自己、体验自己，成为自己行动的中心和主体。如果他做不到这一点，就只有另外一种解决办法，那就是顺应。他必须顺应其他人。只要他和邻居没有什么不同，他就觉得自己是"我"。他走到三尺之外，就已经开始害怕了，因为这时他真的开始感知到"我是谁？"这一身份问题。只要他绝对顺应，就不需要问"我是谁"，因为显然"我和我们其他人一样"。

　　而最终我们需要某种确定的努力方向。我们必须有一些生命的图景和这个世界的图景，就像我们必须有空间画面才能行走一样。这可能是理性的，也可能是非理性的。从这个概念出发，你就是从人类生存的真实条件出发。你从分析什么是人、什么是他的本性、他存在的具体条件是什么开始，然后试图找出从这个条件、从他的存在中产生的基本需求和激情是什么，他能以什么方式回应这些需求。我的意思是，他可以用不同的方式来回答这些问题，而这些回应方式就是心理健康和心理疾病的区别。

现在，这实际上是生理学与生物学概念和存在主义概念的区别。在生理学概念中，你认为孤立的个体与其身上的化学过程产生了某些必须减少的心理压力，而人与人之间的关系则是为了达到减压目的的相互手段。而在存在主义概念中，人不是一个需要减少心理压力的机器；你并不是主要从这一机械的人的模型出发，而是从人的生存条件出发，从其所产生的需求以及人与其他人及外部世界的关系出发。以此为基准，你就可以理解和解释某些激情、恐惧和需要。

另一个更具有社会学性质的观点与我所谈论的整个主题有直接关系。弗洛伊德总是把社会作为社会本身来思考，这在 19 世纪是很有特点的。当然，他知道有不同的社会，但从本质上说，弗洛伊德是把社会当作一种压抑的媒介，社会对他来说只是在压抑的程度上有所不同。按照他的说法，原始社会根本没有压抑，而现代社会压抑得很厉害。社会压抑人与生俱来的破坏性和自我中心的程度各不相同，这种说法在客观上是相当错误的。

弗洛伊德在个体所处的那种知识分子氛围中没有看到，但有人看到的是，社会本身并不存在。世上有非常不同的社会，不同的社会结构，不同的男人和女人在其中扮演的角色。这不仅仅是压抑多与少的数量问题，而是完全不同结构的质量差异。

从社会的角度来看，一个人必须履行一定的角色，而这些角色又符合社会的结构。在 19 世纪，人们必须勤俭节约，不能浪费钱财，因为这是一个注重资本积累的社会。在 20 世纪，人们要大量支出、大量消费，因为这是一个以不断增加生产为基础的经济。现在，在一个战争社会里，你要做一个个人主义者，要不畏死亡，要以名誉为荣。而一个农业部落社会有它自己的生产方式和合作方式，你的行为就必须完全不同。

问题的关键是，人们并不选择这些角色。他们不会自觉地决定"我想成为这个，我想成为那个"。其实这是一个性格的问题。节俭，或者以消费为乐，或者以荣耀和战争为乐，或者以和平合作为乐，这些都是性格特征。社会如果想以它特定的结构生存，那它的目的就是让每个人都想做他该做的事。社会分配给人的角色和行为不是个体能决定的，这是个体的性格问题。可以说，人所承载的性格确保了大多数人会毫不犹豫地按照他们为这个社会的存在和生存所需要的方式行事。

在中世纪，守时是不存在的。这种情况在墨西哥仍然可见。没有人会特别担心现在是八点还是八点半。事实上，半小时敲一次钟这件事在 16 世纪才第一次出现。为什么呢？因为对他所做的工作来说，早五分钟、晚半小时都不重要。很明显，在我们现代工业社会中，守时是非常重要的。如果没有时间观念，没有秩序感，你就无法正常工作。守时和有序已经成为性格特征。不是你决定要守时或守秩序，而是你性格如此。

只要过去的经济和社会条件继续存在，这样做就没有问题。

传统的性格特征是由父母的性格、思想、书本、学校等产生的，适合社会的需要。当你的社会发生了相当大的变化，当你因为社会的需要而必须具备新的人生态度时，你往往会经历深层次的冲突，即你传统的社会性格已经不符合社会最新的要求了。我们今天就处于这样一种情况。我们的传统性格仍然是个人主义的，但现在植根于我们社会生活中的需求却已完全不同。

因此，你经常会遇到突如其来的变化，这会导致一种无政府状态、一种空虚、一种真空，因为还没有足够的整合，或者说还没有足够的传统，来创造出所需要的那种新的社会性格。在许多世纪中，变化的过程相当缓慢，使得社会经济发展与性格发展这两条线可以彼此适应调整。这样你就不会面对剧烈混乱的时期。但有时社会变化过于巨大，你就会遇到真正的麻烦。

这是从社会的角度看人，从既定社会的需求和自身的生存来看人。现在我并不是说社会想什么或社会做什么，但社会系统有它自己的逻辑和动力，需要一定的行为和感知来运作。而如果像很多人一样，从"人是否感知到社会需求"的角度去看人，那么重要的是他的行为和性格是否符合社会需要。

我相信这只是问题的一个方面。人不仅是社会的一员，还是人类的一员。人有自己的必需品，它们是完全独立于任何其他社会而存在的。诚然，人必须以满足社会需求的方式生活，但社会也必须以满足人的需求的方式来解释与构建。人的需求就是我此前简要描绘的需求。如果你在一个像纳粹社会那样失去了爱和人类团结意识的社会，那么你就会对人做一些违背其作为人，即作为人类一员的需求的事情。你可以把好的社会定义为最能满足人类需求的社会，而坏的社会则是人的需求和社会需求之间差距很大的社会。我认为到了一个点上，要么人变得病态崩溃进而社会崩溃，要么人试图改变坏的社会，以使之更人性化。然而，冲突总是存在的。

任何社会的历史需求要求人发挥的作用，与基于人的生存本质要求人发挥的作用，都有冲突。什么是上帝的，什么是恺撒的，什么是社会的，什么是人的，这对任何人来说都是关乎良心的决定。任何社会都可以通过这种冲突来分析和判断，这需要个人去理解他为什么选择顺从或服从理智。有时顺从可能是一种精神错乱，我的意思并不只是象征意义上的。

我已经试图从人与社会的角度指出与弗洛伊德不同的观点。弗洛伊德认为社会主要是压抑性的。我认为社会部分是压抑性的，部分是创造性的。脱离了社会，脱离了社会生活，脱离了社会接触，人根本无法发展。而社会不仅有压抑人身上邪恶本能的功能，我更想说，社会还有一个功能，即开发人类所特有的潜能。

第三章　心理治疗实践中
对无意识的处理
（1959 年 3 次讲座）

1. 我对无意识的理解

人们使用"压抑"（repression）一词，正如弗洛伊德以及分析性文学中通常使用的那样，主要想到的是一些曾经有意识然后被压抑的东西。而在我这里的概念中，指的是那些以同等方式呈现的没有意识的东西。它既指曾经有意识的东西，也指我们从未意识到的东西。因此，也许用"分离"（dissociation）这个词比"压抑"更好，因为在"分离"这个词中，你有更多的可能性来包含这两方面：已经到达的和尚未到达的意识。它不太具有主动回撤的特质。为了说明我所理解的没有意识到的分离，我再举一个很简单的例子。假设你看到了一张熟人的脸，你认识他很多年了。有一天，你突然觉得这张脸是崭新的。突然间，你觉得这张脸更接近真实了。你认识这张脸，你可以描述它。你看到了一种品质和本质，这比你以前看到的任何东西都要真实得多。实际上有那么一瞬间，你有一种感觉，"我以前从未见过这张脸，它是全新的"。发生了什么？你意识到这张脸中有些东西是你以前没有意识到的。这张脸总是一样的，也就是说，男人或女人总是一样的，你也总是一样的。但你戴了面纱，所以没有看到，可以说你是半个瞎子。但突然间你的眼睛睁开了，你看到了。

这整个过程就是让无意识变成有意识的过程，也可以说是一个看见的过程。其实在神话文学中就有失明的象征，彻底失明之后你就变成了先知。忒瑞西阿斯（Tireseus）是盲人也是先知。俄狄浦斯变瞎了，最终他也成了先知。在歌德的《浮士德》中，人物在能看到的那一刻变瞎了，他说那时有一种内在的光芒从他身上散发出来。

在压抑的概念中，人们提到没有意识到自己身上存在的东西。这其实有一个前提，即我们身上具备所有这些东西。或者换一种说法，我们什么都知道，只是我们不知道自己知道。如果我假设，以前从未像现在这样看过你，那么就必须先假设我以前真的认识你，但我没有意识到自己认识的是什么。如果我以前不认识你，如果我真的是盲目的，那么我只能说出一种新的洞见，而不能说出一种隐秘的、被压抑的、无意识的见解。

事实上，我相信我们身上真的存在一切，这不仅是在我们都是人的意义上。我们对人性并不陌生，因为人性中的一切都存在于我们身上，从孩子到罪犯、到疯子、到圣人、到普通人。但我想说的是，我们也了解到了这一切，但并不是意识到，而是感知到。在我看来，这也是面对现实的原因之一，这对人有着不同寻常的影响。因为真理只触及人所知道的东西，而一旦触及这根弦，人几乎就会不自觉地做出反应。

谎言不触及现实，谎言什么也不触及。因此你可以说一千个谎言，因为你什么也不触及：你触及了虚假之物和非现实。但是一旦你触及了现实，也就是你说了真话，那么人身上的某些东西就会趋向于回应，因为你说的东西触及了他知道却又不知道的方面。自然，我的意思并不是说这个过程很简单，也不是说这个人一定就会回应，因为可能有防御措施来阻止他回应——这就是我们所说的阻抗——导致他不会回应。但是，尽管如此，我想说这是人类的希望。事实上就像《圣经·新约》所说的（《约翰福音》8：32），真理使我们自由。

我们有一种现实感——内在的现实和外在的现实。人可以用真实的话语向现实感求助。如果人不能做到这一点，那么我认为，分析法除了作为一种劝服的方法外，实际上是无能为力的。关于这个问题，犹太典籍《塔木德》中有一个非常有趣的故事。它说，孩子还没有出生，就什么都知道了，但是如果生下来就知道这些知识，那就太痛苦了。所以出于怜悯，天使碰了孩子一下，把他的所有知识都收走了。我这里说的和这个故事差不多可以对应。在不知不觉中，我们什么都知道，但我们又不知道。因为知道的确是非常痛苦的，但同时又没有什么比知道、比与现实接触更令人振奋，哪怕这个过程包含着痛苦。

还有一点我想强调的，是个体压抑和社会压抑之间的联系。诚然，我们主要面对的是社会压抑。个体的变异和偏离只有在社会压抑之上发挥作用，它们或多或少导致了不同领域的压抑。

社会压抑和个体压抑是如何共同作用的？以一个母亲为例：每次孩子做了"坏事"，她就会焦虑并且有所反应。孩子感受到这种焦虑，就会对"坏事"这个概念高度敏感。拿一个有强迫症的母亲来说，她对"坏事"的恐惧比一般人要强烈得多——以19世纪的文化为例——那么确实这个母亲对好坏的执着程度可能比一般人高出三成。但是，由于所处的文化影响，这个孩子要想克服母亲带来的焦虑会有很大困难，因为这是整个文化所支持的，文化从不否认母亲影响的基本原则。当然，我们别忘了在通常情况下，母亲、父亲、家庭都不是文化中偶然发生的个体，它们是由社会形成的。也就是说，孩子在最初的几年里很少接触到社会这个群体，但与其代理人（即父母）接触。而父母的性格本身就是由社会形成的。在社会学意义上，父母的功能就是在性格上为孩子成为社会所希望的人做准备。

如果父母真的疯了——我说的"真的疯了"不是指精神病意义上的疯了，而是指与他们所处的文化完全不同——那么孩子其实有更大的机会摆脱他们，不受影响。其实，无论真疯与否，都不影响。一旦孩子再长大一点，就会知道他们的父母不属于大多数人，也不被认为是合理的、正常的，等等。

我再讲一下无意识经验的概念。当我们有经验的时候，到底会发生什么？我举个例子。我们有一个球，把球扔出去，球滚了，我们就说："球在滚动。"当我们说"球在滚动"的时候，到底体验到了什么？我想我们只体验到以下几点：大脑证实了我们的知识，即一个圆形物体在相对光滑的表面上，当被推的时候就会滚动。换句话说，当我们说"球在滚动"，我们做了一个知识性的陈述。这实际上是在说，我们能说话，我们知道这是一个球，我们也知道"球会滚动"这一自然规律。但是，当球滚动的时候，在一个 4 岁的小男孩身上会发生什么？他真的看到球在滚动。那是一种完全不同的体验，是一种美妙的体验，一种你可以称为狂喜的体验。在这种体验中，他整个身体都参与了看到球滚动的这件美妙的事情。我们有些人在看到别人打网球时，就会更清楚地感受到这种体验。假设我们对谁赢不感兴趣，只是跟随球来回滚动的美妙动作，那么通常在第二次之后，滚球这个简单动作对我们来说就会显得很无聊。为什么我们会感到无聊呢？因为我们觉得自己已经知道球会滚了。但对小男孩来说，这不是他知道的事情。对于小男孩来说，他看到了这个动作，这是一个完整的体验。

我和其他一些人一样，相信任何没有被分离的想法不仅是我们大脑的想法，也是我们身体的想法。我们用肌肉思考，用身体的一切来思考。如果我们不用身体思考，如果我们的身体不参与思想，那么它就已经是一个分离的思想，于是我就知道在思考事物和人的时候其真实性如何。举个例子，如果你看到一个表面很光滑、很漂亮的玩具熊，之后说："那不是很漂亮吗？"但是你的手指没有感觉到抚摸它的冲动，我就会说你所说的"它很漂亮"不是真的。这是我们每天都会说一千遍的一句话："这不是很好吗？""我感觉很好。"这句话就包含了"它很漂亮"，但实际上你并没有这种经历。

有人看到一座山，他的第一个问题是什么？"叫什么名字，海拔多少？"一旦他的大脑了解了这些数据，就会把它们归档。你看到一个人会问："你是谁？"你首先要知道姓名，然后是年龄，再是婚姻状况。换句话说，就是了解护照信息。事实上，这一点在易卜生的《培尔金特》中得到了完美的阐释。培尔金特在怀疑自己的身份时，最终问自己："我是谁?"他回答说："我的护照。"这些数据就是"我"的体验——这就是它的终点。

在我们的说话方式中，在我们说"这是我"，或"一个球在滚"、"这是一朵玫瑰"、"这是一座山"时，我们已经从整个经验中分离出来，从情感的部分分离出来，并且已经发表了定论。这听起来像是一个完整的陈述，但实际上是分离的陈述，因为我们没有意识到情感经验存在，它没有进入意识。这就是无意识在日常生活中真正开始的地方。

你不了解任何人。除非你知道生活是矛盾的，你必须矛盾地思考才能理解它。几个例子能说明我已经或将要陈述的材料。我可以说："我是独一无二的。我就像我的指纹一样独一无二。无论是过去还是将来，没有一个人能像我这样。"

我也可以说："我就是你，我就是一切，在我身上根本没有个性和唯一性。"如果你说"在某些方面我是独一无二的，而在另一些方面我不是"，那么你当然没有真正矛盾的说法。这就非常符合亚里士多德的逻辑，因为你不会自相矛盾。你说："在这里我是独一无二的，在那里我并不是唯一。"我在这里所说的就是一种矛盾的意思。这与其说是一种陈述，不如说是一种经验。我是否在同一时间、同一主体，体验到自己是完全独特的，也是完全不独特的——我完全是我自己，也完全是我与每个人共享的，在某种程度上是我与任何生命体共享的：与一只苍蝇或与一朵花共享，也即我身上的生命质量？我是体验到了生命的两个方面，还是没有？

我们的意识和认识受亚里士多德逻辑的影响很大。只有在矛盾中才能体验到的现实，是很难真正体验到的。我们倾向于把矛盾的两极分开，然后感觉要么我们是完全独特的；要么就像基督教神秘主义者经常感觉到的那样，我谁也不是，我没有个性，我不存在，我完全溶于上帝或人类之中；或者就像一个极度的受虐狂或顺从的人可能感觉到的那样，我没有个性的意识。只要我们把两极分开，同样的情况就会发生。我可以用一个简单的比喻：假设你有带正极和负极的电源，如果它们保持一定的距离，就会有火花；如果你把它们完全分开，就不会有火花；如果距离消失，电流只会流过，也不会有火花。

我确实相信，生命的基本事实是，我们必须生活在矛盾之上。如果我们想理解生命，就必须在矛盾中思考。

另外一个我们也要面对矛盾的例子是分析中的时间因素。实际上我可以说，你或者我现在随时都可以醒过来，任何时刻都可以突破防线；但我也可以说，这可能需要几年时间。从经验上看，这里有一种矛盾的态度，即我期望现在就能发生，以及我期望需要几年。但如果你把这两极分开，从逻辑上假设这需要很多年，那么你也就不期望它现在就发生。如果你坚信它现在就会发生，要是明天还没有发生，你就会非常失望。整个文学史中我相信还有其他的例子，我只举一个《塔木德》故事中关于对弥赛亚的期望的例子来说明这个矛盾。犹太人在他们的传统中期望弥赛亚随时到来、现在就来。同时，《塔木德》又对此有一个非常严格又相当迫切的要求：不应该催促弥赛亚到来，不应该不耐烦。这种有耐心又不耐烦的想法即是一种矛盾的耐心：你每时每刻都做好了准备，但同时也可能期待它在几年后发生，或者在人类的命运中发生；它可能即刻发生，也可能需要几千年。

问题在于内心的体验：能够同时感知两种态度，尽管它们是矛盾的。另外，下一个例子还与对待患者的态度有关。对于任何一个真正去理解或试图去理解的人来说，都对患者有一种要负责的感觉。我对你负责，因为一旦我和你走得足够近，你可能会说："你是我的兄弟。"而我确实是我兄弟的守护者。但同时，我也要以同样的事实说："我根本不对你负责，你要对自己负责。上帝可能对你负责，你的基因可能对你负责，整个宇宙可能对你负责，而不是我对你负责。"但这又是一个不得不经历的矛盾，因为如果你把这两方面分开来看，那么确实你要么感到内疚，要么感到不切实际的责任——事实上如果你只感到责任，就很难帮助任何人，只会伤害对方；如果你只感到不负责任，那么你确实是无动于衷的，也帮不了任何人。我所说的态度又是基于这样的矛盾：这两种说法——我有责任，我没有责任——都是一样的，我就生活在这个矛盾之上。

我还可以举出更多的例子来说明这种矛盾，但这里暂时告一段落。我所要做的其实是想说明一点，在我们西方的思维中，这些矛盾是很难完全掌握的。对我们来说它们是如此的奇怪：两个矛盾的事实或说法的真实体验，矛盾之上的生活能力或意愿，以及不认为"因为它们是矛盾的，所以不可能是真实的"。

2. 异化是无意识的一种特殊形式

异化实际上是压抑、无意识或分离主题的延续，因为异化也许是在这个文化和时代里最经常和最有特点的分离经验的形式。你可以说，异化是一种特殊的分离形式，甚至可以更进一步说，所有的分离都是一种异化的形式。尽管如此，我认为人们还是应该很认真地谈论它。

用心理学术语来描述异化的机制，我们可以说，通过异化，我将自己身上的潜在经验投射到别处的一个客体之上。

我把自己从自己的人性经验中分离出来，并把这种经验投射到外部的某物或某人身上，然后试图通过与投射对象接触，从而与自己的人性取得联系。这对异化和偶像崇拜都是适用的。这两个术语完全指的是同一种现象。前者是黑格尔和马克思使用的，后者是《圣经·旧约》的先知使用的。

这两个术语，异化以及偶像崇拜，都意味着我剥夺了自己、放空了自己、冻结了自己，摆脱了一种活的经验。我自己的思考、爱和感觉被投射到外部的人或物上。我可以通过与投射对象的联系把它找回来，它已经成为我被剥夺物的代表。可以说，我放弃了某些人类权力，把它们投诸皇帝和教皇身上。无论投射到谁的身上，从现在起，这个人物就代表了我。但我被束缚在他身上，因为如果我不亲近他，我就会迷失，因为他竟然拥有我的灵魂。在歌德的《浮士德》中，只要梅非斯特（Mephisto）对浮士德是重要的，他就真的拥有浮士德的灵魂。他有其一部分，但浮士德却从他那里逃脱，自己出来了。

《圣经·旧约》的先知们用很多方式表达了他们所谓的偶像崇拜。在偶像崇拜的概念中，我们当然不讨论一神和多神的问题。对于先知们来说，偶像崇拜就是人崇拜自己手中的作品，向物俯首称臣。在这个过程中，人自己变成了一件物品。在这个过程中，他限制、重塑和杀死了自己，因为他变得对事物依赖，把自己的人的能力投射到这些事物上，而这些事物现在却在圣徒手中。

这些"东西"可以是偶像，就像你在先知那里读到的：有一次，一个人拿了一块木头，一半用来生火烤蛋糕，另一半用来做雕塑，并将雕像当作神来崇拜。这些"东西"可以是一个国家、一个强大的机构，或任何东西。这些崇拜的共同之处是，人放弃了自己的创造能力，只有通过顺从偶像、崇拜偶像才能间接地与自己接触。

马克思比任何人都更加明确异化的概念。其实异化在他的体系中处于中心地位，特别是在他的主要著作中，异化是很明确的。在《1844 年经济学哲学手稿》中，他说："劳动所生产的对象，即劳动的产品，作为一种异己的存在物，作为不依赖于生产者的力量，同劳动相对立。"（MEGA I，3，第 83 页；引自 E. 弗洛姆，1961b，第 95 页。）如果你读了对偶像的预言描述，会发现异化几乎与之完全相同。而为了深化马克思的异化概念，我引用《德意志意识形态》（MEGA I，5，第 22 页；引自 E. 弗洛姆，1961b，第 52f）中的话："我们本身的产物聚合为一种统治我们、不受我们控制、使我们的愿望不能实现并使我们的打算落空的物质力量，这是迄今为止历史发展中的主要因素之一。"

如果你真的听了马克思的话，那么就不得不想到原子弹。因为那的确是"我们本身的产物聚合为一种统治我们、不受我们控制、使我们的愿望不能实现并使我们的打算落空的物质力量"。

它的确有这样的威胁能力。

今天，官僚机构是我们投射自己意志的偶像；明天，投射对象可能是一台电子计算机，因为你可能会说，官僚机构只是电子计算机能做得更好、更正确的一个不完美的步骤。你输入数据，数据被收集、被处理、被赋予一定的原则，然后就会出来一个听起来像决策的东西。它是某些数据的逻辑结果，在一定的前提下被处理。

如果你今天和一个普通人谈起战争的危险，他会说："这对我来说太难了，我不知道。"不仅是普通人，许多应该知道的人会说："我不知道，那些人会做决定。"一般人已经停止了思考，把自己的思考力和意愿投射到了那些官僚机构上。只有当他崇拜这个官僚机构的时候，才会接触到自己作为人类的意愿和思考的品质。官僚机构是一个决策的偶像。

今天的上帝是爱和智慧的偶像。人没有爱心，也没有智慧。但由于人很难完全在没有爱和智慧的前提下生活，所以去教堂敬拜上帝。他们把爱和智慧投射到了上帝身上，所以每周都会在教堂里，或者以上帝的名义，与自己的爱和智慧为伴。至少他们觉得自己还没有完全失去爱和智慧，但与爱和智慧是疏离的。爱和智慧已经不是他们自己的，而是他们从上帝那里拿回来的。这不是一种经验，而是间接与自己已经失去但没有放弃的东西接触。

英雄是勇气的偶像。我没有勇气，但如果我认同英雄、崇拜英雄，我就会与我可能有的任何勇气联系在一起。

一般的词语和思想成为一般化的偶像，它们代替了经验。不用说，我们这里有一个相当含糊不清的现象。实际上，如果你说了一个词，通过说出来，你就已经把自己从经验中分离了。经验真的只在你说出这个词之前的一瞬间。一旦说了这个词，它就已经在那里了。当然，与此同时，对于抽象的概念也是如此。但很明显，这个过程是一个增加差异化、提升思想性的过程。我们在这里又要处理一个矛盾的问题：你说出这个词是用来表达某些东西，但在你说出这个词的那一瞬间，已经把你所表达的东西杀死了。"词语"的模糊性，"概念"的模糊性，然而所有的问题其实都是词语的出处。如果你说的一个词来自你的经验，那么这个词在它被说出的活生生的语境中，就会保持为经验的表达。如果你说的一个词来自你的大脑，虽然根据它的内容应该来自经验，但其实你的词是空洞的，它只不过是一个偶像，一个小的偶像。

让我举几个例子。从我们在精神分析中所经历的角度来看，这个异化的问题是特别重要的。我所说的"我们经历的"，指的是被分析或分析某人。

比如说，移情。当然，我们可以从弗洛伊德的角度来看，移情是父母在儿童眼中形象的再现。这在某种意义上是完全正确的。但我想说的是，儿童对母亲的爱与分析者在母亲形象上的移情有一个区别，因为儿童仍然以一种未被异化的方式爱着母亲。儿童真的爱母亲。母亲意味着奶水、乳头、皮肤、微笑、手臂，这不是异化的经验。但是在移情的情况下会发生什么呢？特别是在非常强烈的移情中，我使自己贫乏，甚至比求助分析师之前还要贫乏，因为现在我找到了一个偶像。我对自己的能力感到绝望，对自己的力量感到绝望。我把所拥有的一切，或者说所剩下的一切，都投射到分析师身上，然后试图通过与分析师的亲密接触来接触我所有的丰富的人性。

你可以把这过程叫做"顺从"或者"爱"。不管它是什么，但实际上它和偶像崇拜的过程是一样的：掏空自己是一种完全顺从—依赖的条件，因为我现在甚至已经不再真实地存在，已经完全依赖偶像。这就成了一个存在或不存在的问题，因为如果偶像离开，我就会完全失去自己。

这可以通过比较极端的形式发生，也可以借由比较温和的形式发生。我并不是说我在这里说的关于移情的理论与弗洛伊德或其他许多人的理论相反，这两个概念根本互不排斥也互不矛盾。这是我所理解的移情的一个方面。

另一个发生在很多患者身上的异化例子，在我们很多普通人身上也会发生，我们可以称之为"自我形象的偶像崇拜"。一种是自我形象的夸大：他是英雄，他是天才；一种是自我形象非常谦虚、善良、美好。或者，一个人有多种自我形象。实际发生的情况是，自我形象成了他所服务的偶像。也就是说，他把这个小雕像放在自己面前，管它叫谦虚、善良、智慧、聪明、卓越，什么都可以；叫它粗暴，甚至残忍也行，因为那也是自我形象。或者，在一些患者那里，干脆就是生殖器崇拜。

我指的是他的自我形象变成偶像的不易觉察的过程。他把自己身上任何有生命力的东西都转移到了偶像身上，他现在就以偶像为中心进行思考和生活。也就是说，他的行为已经不是真正的行为，而是按照自己的偶像应该的行为来行事。你看到一个人的行为相当一致，但他很害怕，因为他的行为缺乏真实性。他把自己掏空了，树起了自我形象的偶像，按照这个偶像生活。但他从来都不是自己，所以他才会害怕。

显然在分析中，不仅要了解自我形象，还要了解自我形象异化或偶像崇拜的机制，这是非常重要的。其实你经常发现，这种自我形象是作为对消极自我形象的逃避而建立起来的。比方说，你发现一个男孩被其父亲和母亲影响，或者天知道是在什么情况下，认为自己没有价值、糟糕透顶。他有一个自我形象，不仅认为自己没有价值，而且认为"我是死的，我是不可忍受的，我是令人讨厌的，我是不被接受的"。如果他要保持这种自我形象，实际上会导致毁灭。因为他真的会崇拜摩洛神（Moloch）①，并把自己的孩子献祭给他。因此，他逃离了这个消极的自我形象，进入了一个他可能从别人那里偷来的自我形象。他选择了精神分析师，或者选择了一个不知名的小偶像，来逃离他最初形成的难以忍受的自我形象。他被迫崇拜自我形象的偶像，否则总觉得自己有被赶出去的危险，因为他将面对原来的负面自我形象和完全没有价值的自我感觉。

另一个问题是思想的偶像化。人们认为自己的经验在文字里，而不知道经验已不在他身上了，文字或思想已经成为小偶像。使用词语给人的印象是，好像我已经接触到了词语的意思，而其实是我把自己从经验中掏空了，我只是通过与应该代表经验的词语接触而间接地接触到了经验。

异化的另一个例子是"狂热"。也许我可以拿亚瑟·凯斯特勒（Arthur Koestler）的《正午的黑暗》（1940）为例。在这本书

---

① 传说中的牛角邪神，专门接受小孩作为供品。——译者

里，你供职于某党的上级职能部门，已经在党内工作了很多年，是一个相当体面的人。（我说的体面不是指圣人或类似的意思，而是指对待他人的正常人情往来。）在做党内高官的过程中，他其实要把他身上所有的人性都逐渐抹杀掉。最后，这个人什么都感觉不到，不能有任何感觉了。

在他看来，党是所有人类的偶像。党代表着人类的善良、团结、兄弟情谊、希望、爱———一切美德。他必须成为党的"奴隶"，因为一旦掏空了自己所有的人类品质，他将变得疯狂，将失去其人类身份。还好，事实上，通过对党的服从，他仍与原来属于他的品质相关联。然后是狂热的特殊品质。这些只对狂热者适用：通过把品质变成偶像，变成一个绝对的东西，再通过对这个偶像的完全服从，他体验到一种奇怪的、炽热的激情。也许我不应该说"炽热"的激情，而是"冷酷"的激情。

如果你去爱、去看、去听、去享受，就会有兴奋感，就会有强烈的情绪与真实体验相关联。狂热者有一种强烈的感情，这与体验所假借的东西无关，而是对人类、自由或任何东西的爱。这种兴奋是对绝对权力完全屈服的兴奋。这里有一个悖论，凯斯特勒在《正午的黑暗》这个矛盾的题目中表达得非常充分。如果让我选择一个象征物，我会选择燃烧的冰。也就是说，狂热者身上有一种灼热，但同时他的一切都被完全冻结。冰块燃烧了，他被冻结了，他把自己完全清空了，他把人类的一切完全投射到了偶像身上。这可能是仇恨、民族主义、反犹太主义，或者其他什么，这没有任何区别。但是，他体验到了完全屈服的强烈感情，从而与对他来说代表绝对人性的东西相关联。当然，如果上帝是偶像，一个人对上帝也可以这样做。总之，从异化和随之而来的偶像崇拜的角度来理解狂热者的心理是很重要的。

还有一个例子是"哀伤"。有一种抑郁性的哀伤，将死去的人，甚至死去的自己当成偶像。所有美好的东西都转移到这个偶像身上，我只有在与死者的联系上——要么是与死去的另一个人，要么是与死去的自己的联系上，才能继续活着。

临床上最重要的一个概念也与异化有关，那就是"自我的异化"。关于自我的概念，即自我对自己所产生的印象，我应该区分两个概念：自己与自我。我所说的一个人作为自我的经验是什么意思呢？我的意思正是我一直在谈论的异化经验，你在今天的很多人身上都能找到。被异化的人看自己，就和他看一个外人一样：我有一个自己的形象，在这里并不是要强调我们的形象是对还是错，而是我们把自己看成一个物品，我们是从外面来看自己的。

当我们这样认为"我"的时候，其实是在体验自己，就像体验另一个人一样，虽然我们也不应该这样去体验另一个人。我们把自己体验成一个拥有诸多品质的东西。然后你就会发现一个人会反复认定自己"毕竟，我很聪明"，或者"我很漂亮""我很善良""我很勇敢"，等等。而其实，这只是对其他事物的描述。这种自我概念是异化的概念，我所认定的自我形象是贯穿于我生活中的一样东西，是我想利用它在生活中做一些事情的东西。

在我看来，自我的概念是我在作为"我"这一行动主体的过程中的体验。我所说的"行动"，主要不是指我去做这个或那个，而是强调我作为人类经验主体的过程。我感受、思考、品味、倾听、热爱，我可以做很多。这些都是人类能力的范畴和表现。如果我并非合成物，而是自身活动的真实主体，那么在活动的那一刻，我就确切体验到自己是一个行动者，而并不是作为自我来体验自己的。

把自己体验成自我的人，只是体验到了一个物品。他从外面看，然后问自己："你是怎么做的?"或者"你会怎么做?"通过问自己"你会怎么做?"他其实是在问："这个小物品到底会给世界留下什么印象? 它的标价是多少?"当然，我也会在同等程度上抑制自己的存在，抑制体验自己作为一个主体的权力。而另一方面，在同样的程度上，我体验到自己是权力的主体，就不会去考虑自我。这其实就是我所理解的《圣经·新约》中"杀死自己"的意思，或者禅宗所说的"放空自己"。它并不是真的"杀死自己"，而是简单地忘记自我。因为抓住自我不放，从有些人所谓的客观立场来看待自己的尝试，实际上是阻碍了自己的存在方式。"我"或"自我"的经验只存在于存在和联系的过程中，存在于运用任何人类力量的过程中。

我可以把对方解释为另一个自我、另一个事物，然后看待他就像看待自己的车、房子、焦虑一样。或者我可以把自己和这个别人联系在一起，在体验、感受这个别人的意义上，成为他。那么我就不去想自己，那么自我就不会阻碍我。但是完全不同的事情发生了。在我和他之间有我所谓的"中心关联性"。他不是一个我在远处所看到的东西。他完全面对我，我也完全面对他，其实没有办法逃避。

我想在这里提一个最重要的心理学或临床实例，你可以看到为什么这是异化。只要我把自己想象成一个优秀的、聪明的医生，已婚，有两个孩子，等等。不管他怎样，我都不会有任何体验。我把我的体验放在假设的那个形象里，因为他是那个善良、美好、聪明的医生，所以我也是善良、优秀、聪明的。

我曾谈到，异化是一种特殊的无意识形式，即一种被异化的人内心体验的不自知和伪意识。他自欺欺人地认为这是在体验，而实际上他是在接触思想、接触偶像，等等。

有一种你可以称为"原始焦虑"的东西，它存在于分离的体验中。我们要克服这种原初的焦虑，它的存在通常不是显性的，而是隐性的，我们要通过各种方式来补偿这种分离，要克服它。我所说的"补偿"，其实只是指一种倒退的方式。因为在我看来，如果我们采取激进的做法，即在克服分离的过程中充分发展人的力量，就不会再有补偿。如果一个人真的醒悟了——真的看到了自我的现实，扔掉了大部分的自我，那么确实没有必要再补偿焦虑了，因为焦虑已经没有了。

我说没有任何焦虑，并不是在说我个人的经验。因为我还没有开悟，也经历过很多焦虑，现在比以前少了。所以请不要觉得我在这里说这些都很简单，我说的是我知道的事情。但是我知道的已经够多了：我认识一些人，他们没有任何焦虑，不是因为压抑了焦虑，而是因为解决了生活的问题。这些人对我来说是非常重要的榜样，让我看到了各种可能。我自己是否能实现这些可能还是未知数，但我认为重要的是看一个人能走多远。

铃木（Suzuki）博士曾经说过一句话，我认为对分析工作也相当适用。他说："在一个完全黑暗的房间，绝对的黑暗，没有光。只要你把一支蜡烛带进这个房间，情况就完全改变了。在那支蜡烛到来之前，是绝对的黑暗。而当这支蜡烛到来的时候，就有了光。现在，你再拿来十支蜡烛、一百支蜡烛、一千支蜡烛、十万支蜡烛，房间就越来越亮、越来越亮……情况就大不相同了。当黑暗被第一支蜡烛打破的时候，决定性的事件已经发生。"我个人认为人类的发展就像越来越亮的光。如果可以，我认为重要的是把第一支蜡烛带进自己的生活，或者带进患者的生活。

我把在这里所说的基本焦虑或原初的焦虑与继发性焦虑区分开来，后者是指当补偿机制受到影响时引起的焦虑。举个例子：如果一个人以自己总是成功者的形象来弥补自己的焦虑，但有一次他失败了——砰！那么这个补偿就不起作用了，然后原始焦虑就出现了。但这不是和原来分离的问题相关，而是补偿机制出了问题。

只要你分享了你的缺陷，也就是说，分享了你的病态、不充分发展、不够卓越。只要你与群体分享，通常就不会有明显的神经症，因为你有一种很安心、很重要的感觉："我和其他人一样，我不是孤立的，我并不突出……我不是一个人，我没有被分离。"如果你恰好有一种问题把自己和别人分离了，这问题并不是一般的表现，通常是因为你比较敏感，你的个性没有被打磨得那么厉害，你还没有被玷污——那么，你确实觉得自己被孤立了，就会因为焦虑而产生某些症状，我们称之为"神经症症状"。这就是所有神经症症状的问题，即患某种残缺症的人不适应社会。我知道这里面有很多复杂的因素。但我想说的是，我认为我们必须把残缺的事实，即把人的能力和生命力的缩小和贫乏的事实与明显的症状区分开来，这两者有很大的不同。

3. 与患者相关的含义

分析的目的是帮助患者掌握其隐藏的全部经验。我强调的显然是"隐藏的"经验，但也是"总的"经验。因为我不认为对那隐藏的局部、微小、孤立的方面完全理解，就足以根治顽疾。我认为，对于症状的治疗，确实很多时候只需对导致症状形成的隐蔽或压抑的经验有所理解就足够了。对于性格的改变，我认为分析的目的只能是把握隐藏的"总的"经验。也就是说，我不再是一个"东西"，我不再是自己的"陌生人"，我开始体验自己是什么——体验自己真正的感觉和真正的经历。显然，下面的这些陈述并不是真正的分析。

我们不应该和患者有什么关系

（1）精神分析不是对一个人的过去进行历史研究。对过去的历史研究仅仅旨在使患者更容易拥有某些记忆，通过回顾或重温其童年的某些感觉来体验到现在被压抑的、已经远离他的东西，即现在感觉到的东西。所以必须时刻保护自己，不要让分析变质。只有当分析作为揭开患者现在的隐藏经验的一部分时，它才有价值。

（2）精神分析也不是研究童年的模式，并非为了更好地管理现在的世界而需要汲取的经验。举一个众所周知的例子。你害怕你的父亲，所以你害怕权威。当你遇到你的老板，就会想，你害怕他，毕竟你也害怕你的父亲。这对你会有帮助。这就像一个疑病症患者因为感冒或这样那样的小症状而恐慌一样。他第一次来找医生，医生就告诉他："你看，你是一个疑病症患者，每一件小事都会让你感到焦虑。所以你下一次感冒时，会认为自己有肺结核。记住这是一个疑病症患者的发病机制。"这很能让人解脱。我不是批评它，只是说不应该花几年时间给患者灌输这一套。他可以学得更快，这很重要、很有用，但这不是分析。

（3）我也不认为精神分析是对显性或隐性事件的分析，就好像一种教会患者生存技能的方法。这需要智者来做。我相信有时候你会找到这样一位智者，他可以教你生活的技巧。这是非常重要的，也是非常有用的，但这不是我们的职业。我们不是智慧的顾问，我们承诺的是非常具体的东西：我们精于理解无意识，即帮助患者体验分离的素材。而且我们进一步承诺，这样的做法大概率会让患者感觉好转。

我认为我们必须兑现这个承诺，否则我们没有任何权利声称自己是精神分析师。有时，我们可能会给患者分享一些或许算智慧的东西——这无伤大雅。有时，我们可能会向他或她解释一些简单的生活事实。但如果这样做了，我们应该说："你看，我想给你一些我的智慧。"或者："我想给你解释一个生活的事实。"但我们不应该以一种变相的精神分析的形式来做，不能进行精神层面的解释。虽然有时这样做非常有用，但我认为最本质的东西是，我们必须决定什么是精神分析。精神分析的关键是帮助患者发现其分离材料，不是吗？

理解患者的前提

精神分析就是用一种传统的公式理解患者的无意识。这是弗洛伊德时代以来的公式，我仍然会说这是一个非常正确的好公式。这就是我们想要达成的理解的目的。我不想用患者的"无意识"这个词，我更愿意说：比患者更理解他自己；理解存在于他身上但还没有进入其意识的经验。他对此混沌不知，与这种意识相隔离。

这就引出了一个问题。我们如何理解另一个人？如果你面对一个人，假设是一个和我一样的患者。我理解他，前提是我理解我自己。如果我不理解自己，那么甚至不会理解一个和我很像的人。我们先假设我理解自己，也就是说我知道自己内心的真实情况，因此我理解对方很像我。但是我们不会用这种方式对患者进行选择，也不能这样做。那么我们如何理解一个完全不同的人呢？我们如何理解一个气质跟我们有这样或那样区别的人？我不必向你描述人和人之间区别有多大。我觉得只有一个答案：一切都体现在我们身上。

我又用了同样的宽泛而相当不科学的表述。我的意思是，一切都在我们之中——另一个人所拥有的经历，没有哪一种是我们自己不能够拥有的。如果另一个人不是一把四根弦的小提琴，而是有一百根弦，那么当他振动时，没有一根弦不触及我们自己的心弦。唯一的区别是——我举的弦的例子在这里变得毫无意义——在一个人身上这一点表现更明显，在另一个人身上那一点显得更突出。但如果我试图理解一个罪犯、一个谋杀和偷窃的人，我要达到目的，除非意识到自己身上的犯罪冲动，发现自己也可以谋杀或偷窃。的确，我不是一个罪犯，所以我认为他的这些冲动要强烈得多，它们是不受控制的，但这些冲动在我身上一样存在。

这其实基本上是在说弗洛伊德说过的话。但是我想说的是，这不仅仅是针对我们所做的坏事。如果我想理解一个圣人、一个好人，也只有当这个好人在我身上存在的时候才能理解他。如果一个人身上没有属于人的东西，也就是说如果没有善良、仁慈、爱、健康的冲动，那么我确实会说他已经不再是人了。别人身上不存在任何东西是我所没有的。如果我们没病，这便是我们能够理解任何其他人类的唯一基础，尤其是和我们非常不同的人，或者是病入膏肓的人。如果我们也有病，那么可能会更好地理解某些事情。

这是我认为理解任何人的前提。但第二个问题是，我们所说的"理解"是什么意思？比如，爱德华·格洛弗（Edward Glover）在一本书（1955）中写道，事实上，精神分析师在坐在沙发上拥有自由联想的所有东西之前，并不比任何外行更了解其他人。他声称，我们没有直观、即时、直接的任何知识，唯一的知识是通过让这个人坐在沙发上，像在实验室里做实验一样得到联想。当然，这是一种理解和研究心理学的方式，正如这也是自然科学所用的方式。但我认为我们并不能通过这种方式真的了解他人。我们谈论一个人时，仍然处于外部。正如我之前所描述的，我们仍然在自己之外。我们可以无休止地谈论自己，"我是这样的，我是那样的，我有敌意，我没有敌意，我是受虐狂，诸如此类"，但我们仍然停留在谈论自己的层面上。我相信——这也是我多年来越来越信奉的一个理念——只有与一个人密切相关时，我们才能完全理解他。

如果我们真的理解患者，那么确实在自己身上体验到了患者告诉我们的一切，不管是其精神病、犯罪或者幼稚的幻想。只有在他们触动我们内心的那根弦时，我们才会理解他们。这就是为什么我们可以权威地与患者交谈，因为我们不再是在谈论他，而是在谈论自己的经验，这种经验通过他告诉我们的内容而得到体现。这的确是患者分析我们的地方。我的意思不是说他通过说什么来分析我们，虽然有时也会发生这种情况——我必须说，我从一些患者对我的分析中了解到一些最重要的东西，这部分我先不展开。

如果你不是把患者当作研究对象，而是尝试体会患者的感受，那么你确实体会到了所有，体会到了意识范畴之外的整个世界。而通过接触它，你确实分析了自己，因为你变得越来越有意识。我想说这是精神分析行业的独特之处，我在其他任何行业中都看不到——在治愈患者的同时，我们也治愈了自己。

如果我们从这种相关开始，并且在我们的分析成功完成后再开始，就为发现做好了准备。我把"成功完成的分析"定义为，一个人可以自己开始分析自己，一个人变得越发能意识到自己。换句话说，防御被打破了，患者可以独自面对了。但是我认为患者对你也是一个巨大的帮助，因为就是他们用你身上本来就有的东西敲打你的脑袋，一次又一次。

有些分析师对此感到惭愧。他们觉得"看在上帝的分上，我在治疗别人，但我比他们病得更重"，这是一种灰心丧气的反应。但也有另一种不同的反应："看在上帝的分上，我又看到了新的东西，这就是我。"如果一个人真的没有逃避感到惭愧的事实，而是允许自己有这种感觉，我认为他已经取得了相当大的进步。

与患者的"中心关联性"

我现在想更具体地谈谈所有这些东西中最难用语言表达的东西 ——我称之为"中心关联性"。首先，必须说我认为我无法解释它。我们可以用语言来指称它，因为你要么经历过它，要么没有。就像我们很难用语言来说清"我"作为自我的客体的体验，和"我"作为主宰自身力量的能动主体的体验之间存在的区别。在后者的体验过程中，我忘记了我自己，虽然在表达自己的过程中是最完全的自己。

我所说的最有说服力、最自然的象征其实是性爱。因为在性行为中，无论是男人还是女人，都会忘记自己。如果你不停止思考自己，你甚至会阳痿，或者，如果是女人，甚至会性冷淡。只要你不在体验中，不是你体验的全部主体，而是成了一个思考的对象："我做得怎么样？"自然而然地，甚至在生理层面上，你也失去了能力。其实在这个意义上，性爱是与他人相关联的最重要的自然象征之一，当然我并不是说两个睡过觉的人就会因此相关联。这几乎是我们身体的一种独有的智慧，我相信很多人的身体是相当聪明的，而他们的头脑则是完全愚蠢的。而我认为还有一些人，他们的身体可能不够聪明，但是可能与他人有很深的关联。换句话说，我的意思不是说性行为和一般的性格模式之间存在任何一对一的关系，我只是在一种象征的意义上使用它。所以我想说，我们无法充分描述这种关联性，只能描绘它的某些方面。

当使用"中心关联性"这个词时，我指的是中心与中心的关联性，而不是外围与外围的关联性。虽然这些只是词语，但我想我们对什么是中心、什么是外围有一定的认识。从中心到中心的关联性是指感兴趣。我们对另一个人感兴趣，我们认真地、有兴趣地听，我们思考这个人，而另一个人仍然在外面。换句话说，我们联系自己、思考自己、思考那个人，就像实验室里的心理学家会思考兔子，或者化学家会思考液体，相当合情合理：这是他最感兴趣的问题，他专注于此，然而物在彼处，我在此处。

我们应该意识到，在缺乏兴趣和我所说的与他人直接接触之间有什么关联性，不仅是对你的患者，而且是对所有人。你会发现大量的兴趣，对应的是我对自己作为一个自我的接触：他在那里，他很好，他很聪明，他有点弱，他有点强，他是这样、那样或者别样。我还是围绕着他思考。我思考他，但我没有完全看到他。

在印度人那里和许多哲学当中有一个表达，那就是："这就是你。""这就是你——我不必描述你，不必写一篇关于你的论文——这就是你。我看到你，就像我能看到自己一样，这就是我。"如果我真的看到了另一个人，或者真的看到了我自己，我就不再评判。我并不是说判断是错误的。恰恰相反，我认为我们必须判断别人和自己，这是一种理性的功能。如果我们没有看到自己要下地狱，那我们到底要去哪里？我们必须要有一个判断，知道自己要去哪里。什么符合原则，什么符合人类本性的规律，实际上这个判断是一个理性的判断。但是如果你真的看到一个人，他可能是最恶毒的小人，你就不再判断，前提是你要完全看到这个人。如果你看到自己是什么，就不会感到罪恶，因为你有这样的感觉："这就是我。"

如果你有了看到对方的完整体验，就真的停止了判断。这是每一位伟大的艺术家和戏剧家向你传达的信息。莎士比亚笔下的小人不再是小人。以《威尼斯商人》为例，夏洛克（Shylock）是一个丑陋的形象。尽管如此，在莎士比亚的笔下他不再是一个恶棍，他就是他。天知道他为什么是他。上帝可能让他面对那样的处境。他是他，他也是我。而在完全看清他的过程中，我可以说："这就是你。"我既不容忍，也不评判。

这不是一个宽不宽容的问题，这与宽容非常不同。我想强调的是，今天心理学家们经常说："好吧，如果我明白他为什么会这样，就不会对他进行如此严厉的评判。"这都是自由主义的一部分。人们会说："好吧，罪犯就是罪犯，这是环境造成的，所以我要把他关进更好的监狱。"我不是在说宽容。我在这里讲的是一种完全不同的现象，它并不与其他现象相抵触。一旦在那一刻，当你完全看到自己或另一个人的时候，就不会去评判，因为你只是被"那就是你"的这种感觉和体验所淹没，同时也对"你有什么资格评判？"这个问题感到不知所措。事实上，你连这个问题都不会问，因为在体验他的过程中，你体验到了自己。你说"那就是你"的时候，在某种程度上很清楚地感觉到："那也是我。"

与他人中心相关联，我们应该尝试，也可以借此走得很远。比如对我个人来说，禅宗在克服来自我个人基督教背景的评判态度方面就是一个非常有效的方法。有一天我醒来，这种批判的态度已经完全消失了。这并不是说我变得更宽容，它只是消失了，因为有了一些新的经验。所以我不像一个会说"看，这很简单"的人，我更像一个花了很多很多年的时间努力学习更多经验的过来人。如果看到对方，我不仅会停止评判，还会有一种联合、分享、一体的感觉，这比善良、友好、这样或那样的感觉强烈得多。当两个人——甚至一个人——可以理直气壮地对彼此说："当我和你分享这一切时，那就是你。"这有一种人类团结一致的感觉。

这是一种极其重要的体验。我想说，除了完全的爱，这是两个人之间存在的最满意、最美妙、最振奋的体验。这也是我们能给患者的最重要的治疗经验之一。因为在那一刻，患者不会再感到孤单。在所有的神经官能症中，无论他的问题是什么，无论他是否意识到，从某种程度上说，孤独感都是他痛苦的症结所在。当然还有很多其他的症结，但这是其中之一。当他感受到我与他共有这种孤独，我就可以说："这就是你。"我可以不客气地说，也可以客气地说，这都是对孤独感的一种巨大解脱。所以，另外一个人说"这就是你"，他就与我同在，与我同悲喜。

这些年我确实越来越有经验：一旦你从自己的经验出发，以这种与患者相关联的方式来说话，那你说什么都可以，患者也不会觉得受伤。相反，他会因为有一个人看到他而感到极大的欣慰，因为他一直都知道这件事。我们常常很天真，以为患者一定不知道这个、不知道那个，因为他总是很震惊，不知道会怎么样。其实患者一直都知道，只是他不允许自己对此有意识。当我们说出来的时候，患者就会释然，就可以说："其实，我一直都知道。"

弗洛伊德使用镜子作为象征，是因为镜子代表精神分析师的超然——所谓的科学实验室的态度。镜子的象征常常被用在另一种意义上：镜子接受一切，而不保留任何。这无关对错，只是一种象征性的使用。确实，我认为关联性的重要因素是我接受一切，却不想持有和保留任何。我对患者是完全开放的。此时此刻，当我和患者说话或者患者和我说话，对我或者对他来说，世界上没有更重要的事了。我对他完全开放，我对他的承诺就是这样："当你来找我的时候，我将对你敞开心扉。你的弦会触动我的弦，而我将用自己所有的心弦来回应你。"这就是我们能承诺的一切，也是我们能遵守的。我们不能保证能够治好他，甚至不能保证可以理解他的一切。但我们可以保证完全开放，并作出回应。

我必须与患者相关联，不是对他这个科学对象感兴趣，而是有必要和他相关联。这是如此的模棱两可和浅薄，然而，只有当一个人经历过喜欢某个人、对某个人感兴趣、了解这种体验和与一个人全然中心相关联之间的区别时，我才能完全感觉到："这就是你。"

在这个过程中，我们必须忘记我们是医生、是分析师。我们必须忘记自己是健康的而患者是有病的。我们又不能忘记，这也是矛盾的。如果我们真的忘记，这就太糟糕了，因为我们的活动将缺乏必要的中心性。但同时，我们又必须忘记它：因为我是医生，而那里有患者，只要我没有和他产生人与人之间的联结，我就是把他当作一个对象；只要我认为我是正常人而他是疯子，就无法体验到我们是一样的事实，尽管与此同时我们并不相同；同时，只要我认为我在给他治病，就无法体验到与他完全相关联。

看到患者，意味着把一个人看成一出戏剧的主人公，莎士比亚戏剧、希腊戏剧或巴尔扎克小说的主人公。也就是说，你在这里看到的是生而为人的独特的生命片段：他生来就具有某些特质，经过了挣扎，而且——这一点很了不起——在这种挣扎和所有的困难中存活了下来，同时这些困难给了他具体、奇特、个性化的生命答案。

因为人类生存的内在二元对立，所以人生下来就要面对一个问题。我们必须在生命的每时每刻回答这个问题，不是用思想而是用我们的整个存在。这些问题的答案只有几种，即各种类型的倒退性答案和进步性答案，它们并不算多——我的直觉是有六种或八种答案，因为我们对人类有清楚的了解，也知道如何回答这些问题。每个人都以其特定的方式回答生命的问题。当然，你可能会说，个体的差异无限，每个人的答案都不同。但这些答案也可以分作几个大类别。

我们必须看到，每个人的存在都是一出戏，他或她在其中成功或不成功地给出了他或她对生命问题的具体答案。而我们必须理解他或她给出的总体答案。这个总体答案可能是完全退回到母亲子宫，可能是依附于母亲乳房，可能是被父亲的命令支配，也可能是充分发展自我力量。不仅限于此，答案还存在很多的变化与差异。但它始终是一个总体的结构化的答案，这就是为什么我说我们要像莎士比亚戏剧中的主人公一样来看待人。

一个人给生命存在的答案，并不只是在这里呈现一个片段，那里又展示一个片段。它是一个总体，永远是一个结构，你只有理解人给生命存在的答案的总体结构，才能理解这个人：他如何努力保持理智？他如何努力，又可曾努力去解决他与世界的关联性问题？你必须看到一个人给出的总体答案。不管他患有精神病还是神经症，抑或保持着所谓的健康，都没有任何区别。每个人都会给出一个总体的、结构性的答案。

从一开始，我们就应该尝试去看到、去理解这个总体的答案。从第一个小时开始，就应该开始问自己："这出戏的道具是什么？"而不是被牵引着去抓这个、抓那个，只因为你害怕不理解整个过程。我相信每个人如果了解自己的"戏剧"，就会变得无比有趣。这并不需要人异常聪明。人的戏剧是非常有趣的东西，只要我们理解它，不要把一个人在他生存中的挣扎看得微不足道。

意识到自己的关系模式

我认为你不能将你与患者的关系模式、对患者的现实判断，与你自己同一般人的关系模式以及现实判断区分开。如果你对你的朋友和整个世界都是天真和盲目的，那么对患者也会变得完全天真和盲目。你会挑出某些小事，通过技术训练，你已经学会了这是这、那是那，然而你不会真正理解这个人。真正地把自己联系起来，并不是一件主要依靠对象的事情，而是一种能力、一种取向，是我身上的东西，而不是对象身上的东西。如果就一般的其他人——我自己、我的妻子、我的孩子、我的朋友、整个世界——而言，我陷入了虚构和不现实之中，那么就患者而言，我也同样陷入了虚构之中。

这也意味着，如果我们真的想理解无意识，也即被我称为的"社会过滤器"（参见 E. 弗洛姆，1960a，第 99—106 页；1962a，第 115—124 页）不允许进入意识状态的那部分，那么我们确实必须超越社会的参照系。我想这样说：只有当我们批判并意识到自己文化和社会模式的局限性时，才能充分理解无意识。如果我们像其他人一样上当受骗，那么除了那些轻微的差异之外，我们确实无法真正理解一个人超出了责任的部分，或者说社会责任之外的更多的东西。我们只是多理解了一点恐惧、焦虑和异化，但这多出来的一点是个体的范畴，还不足以完全理解一个人。对我们所处的社会模式中虚构之处的批判性理解和认识，是充分认识另一个人异化部分的非常必要的条件。除此之外，我想说的是，从原始社会到文明社会，理解其他社会和其他文化是非常必要的。我们应该理解并看到其他结构和经验的可能性，这些对他们来说是有意识的，但对我们来说是无意识的。

举个例子。在中世纪早期，斯堪的纳维亚人的祖先里有一个秘密的组织叫做"狂暴者"（Berserker）。Berserker 的字面意思是指熊衬衫（Bärenhemdige）。这个组织认为，如果你能够自发地把自己变成一种猎物、变成一只熊，那就是圣洁的，就是最高的精神成就：回到动物，成为动物。其表现的标志是最高程度的愤怒，让一个人处于狂怒状态。但这是相当有意识的，因为在这种疯狂的愤怒中，人觉得自己已经放弃了所有人类的东西，已经成了一个动物，这是他的原始生活。（很奇怪，从熊衫人到纳粹褐衫人只有两千年的时间。其实，如果拿希特勒这种特别疯狂的人来说，这种狂怒正是他最突出的特征。）

我举狂暴者为例，当然还有成千上万的例子。如果想了解一个疯狂愤怒的人，那么了解一些关于熊衫人的事情确实对我有很大帮助。因为在这当中我可以看到，疯狂的愤怒不仅仅是一种特殊的个体的东西，是某个人的典型特征，我们可能由此谈及其母亲的攻击性和破坏性等方面，它还是对生命的一种回答。这是一种宗教，是一个人秘密的、私人的宗教。我们对自己文化参照系之外的其他形式的经验了解得越多，就越能在自己和他人身上理解、体验那些在我们的社会中恰好因为不合时宜而被意识拒之门外的东西。

4. 关于第一次面谈

让我来谈谈这个问题：分析的计划是什么？除了精神分析的目的——理解患者的分离部分，并帮助他自己进行理解之外，还有什么计划吗？我想，即使是在这个一般意义上，我们也可以做一些更重要的事情：遵循一定的战略准则。有必要让自己参与进来，置身其中，看清患者，与其相关联，并对患者作出回应。一个人可以看到自己能做什么、方向在哪里。一个人在没有跳入这个情境之前，是不能做长远计划的——而"跳"不仅仅是倾听、感兴趣，而是我前面讲到的，去看到患者，去和患者接触。

除了这个非常笼统的想法之外，我们可以说，一个人首先应该做的是形成一种观念，即患者本来应该是什么样，以及神经官能症对其本来面目产生了什么影响。我的意思并不是特指在宗教的意义上，或者在目的论的意义上。我的意思是说，我们的确并非生来就是一张白纸，甚至有些人生来就比较胆小，而另一些人天生比较好胜。我相信我们具有与生俱来的明确个性，而这种个性是可以被生活经验扭曲和改变的。一棵苹果树如果长得好，会结出好苹果，但绝不会长出梨子；一棵橘子树如果长得好，会结出好橘子，而不会长出苹果。

分析师应该知道患者本该是怎样。如果这个人按照自己的本意成长，他将如何？如果他的发展没有被扭曲和忽视，又会如何？我承认知道这些并不容易，我并不是说一个人能轻易做到这一点，我们或许根本就做不到。尽管如此，还是应该尝试一下。我们绝不能只看神经官能症本身，而应该做一个许多人都会做的假设——所有人生来都差不多，神经官能症是对所有这些人的客观模式的变形。但其实不然。神经官能症是对特定人的变形。因此，对他来说，幸福意味着他的特定性格的恢复。

你可能奇怪为什么我突然谈论一个人的独特性和特殊性，之前明明一直在谈论人都是一样的事实。好吧，我试着解释一下：两者都是真的。这不是玩文字游戏，我们的确都是一样的，但同时又都是完全独特的。如果我们完全不一样，我就不能理解患者。但如果我认为因为我理解患者，所以他的成长、发展就会使他成为一个与我相似的人，那么我理解得还太少。

我们应该有一个患者的画像，它必须基于理论——理论模型或计划。否则我就会迷失，因为没有参照系。这是弗洛伊德理论的一大优势，就是拥有一个模型和一种理论。我主张，不管你对理论参照系有什么看法，无论如何得有一个理论！不要以为你能真正深刻地理解任何人，除非你的理解是建立在人性模型的基础上——可以是弗洛伊德的模型，也可以是其他的。

下一步是，尝试了解深刻改变的机会有多大？这取决于一些因素，如生命力、患者受苦的程度、生活境遇是否提高他对自我的真实、他是否诚实、他的阻抗程度如何。有的人天生就有保持诚实的能力，有的人则很难做到。我并不是说后者就一定不诚实，而是说他们想做到诚实要困难得多。也就是说，他们的环境要比其他的人更有利，才能做到诚实。你会发现有的人可以生活在小偷和杀人犯中间，也依然保持诚实的品质。你还会发现一个人犯错的可能性原本非常小，但哪怕轻微的诱惑，就足以让他走上罪恶的道路。这些东西你都要去理解，然后你做一个判断：对比其他努力，比如支持性治疗、对症问诊或者停止治疗，分析治疗的可能性到底有多大。

你必须非常清楚地下定决心。不一定是在第一个小时或第一个星期，但一定不是等到四年后才意识到一个简单的事实：四年中什么都没有发生。如果要进一步，你可以在交谈的第二小时或第三小时中提及一些东西，一些你认为必不可少的、分离的东西。你可以偶然提及它，这样就可以看到并观察患者的反应。如果在三小时后患者产生了一丝认同，这就非常好。也许是浅浅一笑，也许是一个点头，或者是某个剧烈的反应，你都可以从中判断：这是偏执的特质，还是只是一种反应，你可以应对它，并且在接下来的三个月里都很好地应对它吗？或者患者有一种淡然的态度，他会说："哦，是的，你真有智慧。"但你看他根本没有任何反应。如果你在前几个月这样尝试五次、十次，就能很好地感觉到这个患者到底对什么有反应，以及分析治疗的机会有多大。

这个测评的另一个作用是评估阻抗情绪，即主要的压抑和阻抗到了什么程度，然后决定这到底是一个可以分析的人还是不能分析的人。后一种情况可以采用象征性满足的方法。患者真的病得很重，他真的需要通过母亲的帮助来获得满足。分析者以这样或那样的方式给他满足。在这种条件下，治疗可以继续进行。如果你选择这样做，那就是在分析理解基础上的治疗。但你也很清楚，这是治疗，它止步于患者的最终觉醒，因为他或她不能超越某个层次。

首先，精神分析应该从——我对患者常常这样说——诚实而现实的欣赏开始，而不仅仅是用这样的一句话："当然，我不能保证你在分析后会好起来。"这听起来很诚实，但并不非常诚实，因为它暗示着："当然，我们不能保证……"当然应该，有一个合理的期望，认为我们能够做到这一点，但这里根本就没有这种期望。

排除那些病得很重的人不谈，精神分析在治疗上的成功绝不是指在多大程度上能帮到患者。我并不是说精神分析有什么破坏性的作用。我对精神分析很有信心，而且工作的时间越长、年龄越大，就越有信心。但看在老天的分上，在这方面精神分析与医学上的一些方法并无不同。如果对患者来说问题足够重要——假设是他性命攸关的问题，他就会急切地使用有 10%或 5%成功几率的方法。但医生应该对他诚实，否则他就不会挑战患者体内争取健康的力量，阻止患者看到情况的严重性。

现在我想谈一谈我在监督和研讨会上观察到的一些事情，这是我在学生身上看到的主要问题。首先，我发现许多年轻的分析师，甚至有一些年长的分析师，他们真的很害怕患者，对此他们理由充分。现在来了一名患者，他有一个伴随了他四十年的问题，要解决非常困难，我们从经验出发知之甚少，只知道这不是我们所了解的常规问题。这个人进来后，相信我们可以解决他的问题。此外，他付给我们报酬，有时还很丰厚。

这是一种不安的情绪，我们承诺可以帮助他，自然会有防备性的恐惧。我不是说我们不应该承担起这份责任，但应该意识到这项任务有多宏大，而我们实际对此毫无准备。我们是在为他和我们自己经历一场冒险，没有理由用气势和态度来欺骗他，仿佛这只是一件他到我们办公室来就能万事大吉的事情。有了这样的心态，我们就不会那么害怕他了，因为我们不会试图给他留下万无一失的印象。

在这一点上，我们不要模仿一般的医生。如果你带着断臂或阑尾炎之类的病症来找医生，而医生说"我不知道我是否能治好它"，这对你来说相当可怕，你会马上去找其他医生。但我们和一般医生的处境不同，最大的差别是，我们每次面对的都是最困难、最难以治愈的疾病。但只要意识到这一点，而不是坐在桌子边或沙发上自鸣得意，我们就已经不会那么害怕患者了。

精神分析师和新教牧师一样，都有不肯承认的质疑——牧师对上帝的质疑，分析师对无意识的质疑。牧师必须相信上帝，否则他们无法工作。分析师必须相信无意识，因为其方法就是发掘无意识。但我发现，很多分析师并不是真的相信。他们假装相信，因为若非如此，他们怎么可能有患者，怎么可能属于这一流派，又怎么可能毕业呢？这就像牧师要假装相信上帝，否则就会被踢出教会一样。事实上，这当中存在大量的质疑和口是心非，他们通过各种合理化的方式摆脱这整件事。

这就造成了第二个后果，也是我认为分析师和牧师的另一个共同点——惊人的、持续不断的罪恶感：（a）因为自己欺骗了自己，自己并不完全相信自己所说的话；（b）因为分析师暗自思忖，觉得自己欺骗了患者："看在上帝的分上，我的病比他严重得多，而且我从来没有好过，"或者："这种无意识我真的从来没有经历过，但我不得不继续宣扬所有这些无意识的学说，以及通过揭露无意识可以获得的拯救。"

我有时会在研讨会开始时简单地问一个问题："你见过有谁被精神分析治好了或者得到了极大的帮助吗？"如果你问一群外科或内科医生这个问题，那就真的很荒谬了。但我觉得在我们的工作中一点也不荒唐，因为可悲的是，我们有很多学生确实从来没有见过一个人因为揭开无意识而得到彻底的改变。有很多自欺欺人、充满负罪感且口是心非的情况，但是那不是分析。对这个现象的分析我觉得非常重要。

在分析一名精神分析师的时候，应该非常注意他对整个事情的疑惑、内疚等方面的压抑。我想他会觉得这很有帮助。有些人或许真的会做一些别的事情来缓解压抑。因为无论对宣扬上帝却不相信其真实存在的牧师，还是对完全质疑无意识概念的分析师，这都是难以为继的可怕负担。这对一个人的身心都是非常不健康的，也是非常无聊的。所以我认为，重要的是要分析一下分析师在多大程度上真的相信自己对患者宣扬的东西，以及他到底是不是一个合格的专家。

为了摆脱冲突和困境，自由派牧师在谈论上帝时只是将其看作一个超越的象征。很多分析师只是简单"提及精神分析"，但他们做心理咨询、教授生活智慧、给出好的建议和鼓励，一切都做得很好。他们做各种各样的事情，但所有这些都是用精神分析的语言来表述的，因为患者应该不会注意到他们在做心理咨询师所做的事情。

我在这里想说的是，我发现我们内心在这些问题上缺乏坦诚，有很多疑惑，各种口是心非与闪烁其词。对整个分析行业来说，非常重要的是看到这一点，并把事情摆在台面上去澄清它，而不是以一种表面得体的方式来说。当然，我们的共识是相信无意识。

5. 治疗过程的各个方面

另一件事是分析情境的建立。正如沙利文经常强调的那样，分析情境的开始，是指患者有意要分析自己。事实上，患者必须向我证明他需要精神分析。他因为某种原因来到我的办公室，这还不够。为了建立分析的情境，必须有一个像手术室一样干净的环境，换句话说，得从一开始就是一个没有虚假成分、不存在虚构的情境。弗洛伊德自己也非常清楚地强调了这一点。在这种情况下，与患者的交谈、对患者的微笑，都不应该是或不可能是简单的、例行公事的、虚假的。患者来到这里的时候一定会感觉到，这是与他所习惯的世界不同的另一个世界，这是一个没有矫揉造作的世界，一个在各种意义上都完全真实的世界。而且在这个世界里，两人彼此联系，中心相关联。

如何帮助患者完成他的任务，使无意识变得有意识，从而意识到分离的材料——意识到在他身上，但他又不敢意识到的东西？首先要避免任何形式的理智化（intellectualization）。理智化是我们所犯的最大错误之一。弗洛伊德主义者通过不说话来使自己免于犯这个错误，这是避免理智化的一个好办法。他们保持沉默，往往一沉默就是几个小时或几个星期。但这也没有什么大的帮助。非弗洛伊德主义者也一样，他们只是说话，这也于事无补。所以你们说起外婆，谈谈那里发生了什么事，说说你为什么会有这种感觉，等等——这些理智的谈话实际上只能帮助患者做他一生都在做的事，把他所谓的问题理智化一点，而不是去体验它们。显然，分析的任务是让患者体验到一些东西，而不是让他多思考。这不仅对一个执着的患者是这样，对每个人都是这样，包括分析师在内。从这个过程的一开始，分析师的功能就是要避免任何形式的帮助和安慰，或者理智化的倾向，避免用文字、思想、概念来代替经验。

其次，我认为在一般情况下，非常重要的是：当分析师看到某件事情时，要把它说出来，要说得完全清楚。真理有一种特殊的品质，那就是它代表了现实，能触动人，而真假参半的道理却不能。如果你与另一个人有真正的关系，也就是说，真正与他同在，而你说的又是他身上的一个现实，那他就很难坚持抵抗。如果他病得很重，确实可能如此，我对此毫无疑问。但是对没有那么严重病症的人，如果你跟他充分接触，对他说："瞧，我看到的是这样的……"他通常会发现自己很难挣脱，并给你很多合理化的解释和想法，而这些都是徒劳的。

如果你因为觉得患者不能接受而只说出一半的事实（声称患者还没有准备好，而实际上没有准备好的人通常是分析师），那么他确实是不能被触动的。因为电话打不通，前五个号码正确，但第六个号码按不响，所以你就不去碰它。相反，患者不自觉地感到你被骗了，因为在某种程度上，他比你更了解。在这里，他觉得如果你这么崩溃、这么小心翼翼地策划表达这一切，你一定觉得这件事很可怕。于是患者又进入了一种同样的不真实、真假参半与口是心非的氛围中。这感觉他从小就习惯，大多数人也都如此，于是你破坏了整个局面。

让我给你举一个我在监督分析中经常看到的例子。分析师对一个人说："嗯，在我看来，你觉得自己好像是个五岁的孩子。然而事实是，在情感和情绪上你是一个五岁的孩子，而在智性和社会意义上，你是一个四十岁的男人。"现在，如果我对患者说"你觉得自己好像是个五岁的孩子"，我就没有说清楚，因为他看上去就是那样。当然，我还得加上一句："的确，你也有另外的样子。"但这个"好像"或"像"已经留下了回旋余地，留下了一扇敞开的门。而患者说："嗯，我觉得自己不像五岁的孩子。"也许他不像，但他就是这样。我想说的是，我在患者身上看到的，没有什么比最完整的直接与真实更好。现在请注意，我意识到在某些情况下和面对某些人时，比如在极度焦虑的情况下，在精神病前期的状态下，你必须仔细斟酌你的言辞。但我们的大多数患者不是这样的。

我经常听到学生之间的讨论："嗯，是不是太早了?"或者："患者能接受吗?"我常常觉得这很有趣。我很高兴能说出自己的想法。如果我相信在了解一些东西以后，自己没有特别的理由认为这样做会对患者造成伤害，或者我说的东西对患者来说过于陌生而不能被理解，那么我会很高兴把自己看到的东西准确地告诉他。我觉得泛泛地谈论问题，或者认为最重要、最困难的问题都必须是伟大的见解，这是相当可笑的。因为伟大的见解绝不是那么频繁出现的，而我们应当满足于自己理解的东西。

如果你真的理解无意识的某些东西，也就是说，你必须做出决定。你必须做出决定，尽管有常识约束，尽管有惯常的文化模式，尽管你得冒风险。尽管所有常识性的证据似乎都在反对它，但我还是坚信它在那里，这是我看到的。举一个很简单的我们反复会遇到的例子。比如说患者有一位看起来很好的母亲，大家都说她很好。按照传统的标准，她是一个非常好的女人。但实际上，她是个杀人犯。我并不是说你很快就对某人是杀人犯的事实印象深刻，但在某一特定案例中，你在某一时刻确实能做到。然后你会说："嗯，在我看来，你妈妈有时有点咄咄逼人。"你所做的其实是，不想承担做出判断的责任，不想对你看到的东西做出决定。

在这方面，我们很多人都倾向于把生活尽可能过得自在。外科医生必须当场做出决定，有时这个决定生死攸关。他不能说："我们再等两个小时，我再想想。"他必须在当下做出决定。分析师们似乎处于这样一种境地：他们觉得自己根本不需要发挥作用。请注意，我说"分析师"，是以分析师的身份说的，我以我的过去担保。我现在做了三十年了，也经历了很多失败。但我所做的和将要做的，没有一件事，没有一次批评，是我自己的经验所不知道的。我认为，想要保持足够的自在，而不去冒险做出违背常识、违背常规且可能让患者生气的判断，这是危险的。

分析过程中另一个非常重要的方面是切断阻抗。这是必须系统地去做的事情之一——切断一条又一条的退路，直到把患者逼到死角。在那里，他无法逃避现在的合理化，他被迫经历一些事情，否则将停止治疗，永远不再来。这方法听起来是这样令人震惊甚至残酷，但其实它一点也不残忍。因为如果患者知道的话，我只有与他同在才能把他逼到角落。而如果我与他同在，他就会真的感觉到我和他的关系，或我们之间关系的稳固性与现实性。

我们可以定义精神分析是：（a）把自己看到的东西告诉患者，从而刺激他敢于看到自己；（b）同时有计划地切断阻抗和退缩的方式，直到患者直面自己，不得不去感受或者去挣脱。

如果患者接触到了一些被分离的东西，会发生什么？这是一种生命力增强的感觉，充满欣喜和喜悦，他完全不会顾及这件事是否相当尴尬。他只是接触到了自己内心的一个现实。如果我们有任何理由相信弗洛伊德的基本概念是正确的，也即对分离材料的发现会导向健康，或者说解放我们与生俱来的心理健康倾向，那么对我来说，这确实是一个最令人信服的经验，这在患者和我们自己身上一再被验证。

一旦某些东西真的被触动了，就会有能量的增加。我们通常会看到，这就像雾气去了又来。三天后雾气又来了的时候，你必须再次努力，再次攻击阻抗。这是一个过程，你可以称它为"工作"过程，这需要相当长的时间。但实际上，分析发现的症状从来不是智力上的："哦，很对，医生！我看得出你是对的。"患者说你是对的，而如果他足够聪明的话，还可以在理论上再加一些智力的扭曲。他并没有取得什么真正的进展。但是，如果他带着一种兴奋的感觉和增强的活力离开，那么我们就知道确实已经完成了一些真正的分析工作。

一个小时是否令人满意只有一个最低标准：是否过得有趣。如果这个小时无论是对患者还是对我自己来说很无聊，这肯定不对。我非常清楚地记得，在从弗洛伊德的方法向其他方法过渡的几个小时里，我非常无聊，迫不及待地希望这段时间赶快结束。我虽然尽心尽力地听，尽心尽力地做，却只是在等待这个小时的结束。事实上，这也是我觉得自己的方式有些根本性问题的原因。我知道老师们也非常无聊，因为很多老师在分析过程中都睡着了。我还记得在一次聚会上听到一位老师说他发现了一种新的烟草可以帮助他不打瞌睡，我当时非常震惊。还有一位老师说睡着了也不错，因为他做了关于患者的梦，这倒也挺好。（我也曾睡着过一两次，但可能因为我要打呼噜，所以不敢像他们这样睡过去，但我记得自己感觉非常无聊。）

很多年以来，即使很累，我也尽量避免感到无聊。对我来说，判断分析时长的第一标准就是自己或患者是否感到无聊。如果患者感到无聊，那也一样不好，而事实上你甚至不能把两者分开。因为如果患者感到无聊，你自己也会无聊，反之亦然。

第四章　精神分析对未来的意义
（1975 年讲座）

　　七十五岁生日是一件相当私人的事情，没有理由举行公开活动。但我在犹豫了一番之后，还是同意了主办方举办这次研讨会的想法，是因为考虑到今年是我与精神分析专业结缘正好半个世纪。五十年前，我开始了自己的第一次训练分析。我想你们中的一些人可能会感兴趣的是，一个在精神分析学专业和理论领域工作了五十年的人，他在各个方面竟都改变了自己的观点，从来没有特别受到教条的束缚。现在这个人可以跟大家交流怎样的经验以及对于精神分析的可能性持有怎样的观点呢？从某种意义上说，这些观点是否正确其实并不重要，它们只是从一个角度、从对材料的研究中获得的观点——再说，没有什么是完全正确的。感谢上帝，如果存在完全正确的东西，那上帝也将不复存在。

　　因为这是关于向后看以及向前看的问题，所以我想先引用弗洛伊德的一句话。这句话并不是很出名，它出自弗氏著作中被引用得比较少的部分。我指的是他在 1925 年出版的《自传研究》结尾处的三句话："回顾一生的工作，可以说，我已经开启了许多，并提出了许多建议。这些建议将来会产生结果，虽然我自己也不能判断是多还是少。不过，我可以表达的是一种希望，即我已经为我们知识的重要进步开辟了一条道路。"［S. 弗洛伊德，1925d。］通过这个简洁的结论，弗洛伊德回顾了过去，并强调他的发现可以被质疑且并未成定局。而他在展望未来时，又十分谦虚——如果人们认真对待这些内容的话——和肯定地（一点儿也不谦虚地）说，他已经为重要的新发现开辟了道路。

在这篇演讲中，我首先想质疑一些过去的发现，然后谈谈弗洛伊德的方法在未来可能继续的方向。我将从一个一般的论点开始，在这当中，我将短暂地讨论一个问题。在现实中，这个问题是极其复杂和广泛存在的，但它为谈论弗洛伊德提供了必要的前提。首先，我想讨论每一种理论由社会决定的、不可避免的缺陷。

1. 为什么理论必然是错误的

我们要假设，我们所谓的常识实际上是特定社会和文化的常识。不同的文化有截然不同的常识、思想分类方式和逻辑。在每一种文化中，某些思想不仅是不可言说的，甚至根本是不可想象的。也就是说，它们无法进入意识。可以说，它们是无意识的。从亚里士多德逻辑的角度看，东方的悖论逻辑是不可想象的，是无稽之谈。或者另一个例子：从中世纪思想的立场来看，日心说或没有上帝的世界观是不可想象的。在这些不可想象因而也是无意识的思想中，问题不仅在于思想的某些内容，而且在于思想的某些类别。但我现在不想多谈这个问题［……］。

我把兴趣引向这种奇怪的现象：当一个社会或文化中出现了

一种真正的新思想。它至少偏离了该文化的思想内容，有时还偏离了思维模式。每一位身处某种文化中的思想家，如果他思考一个新的思想，必然要在自己的文化模式中思考。他必须用这种文化的思想组件来构建自己的理论，即使在某些情况下，他要说的东西还不能用其所在文化的思维模式来表达。他想说的新事物，甚至往往不是有意识的，是凭直觉表达出来的。特别是有创造力的伟大思想家所能想到的最好、最新的东西，往往连他自己都没有意识到。因此，他常常用不准确的、有限的、受束缚的形式来表达新思想。他必然会建构出错误的理论，并相应地以非常有限且受束缚的形式来表现自己的理论。关于这一点，哲学史和自然科学史上有许多例子，但我现在也不想谈这个问题。

作为一个普遍的结论，我们可以说，每一个创造性的理论都必然是错误的，它只有在历史进程中才会变成比较正确的表述。即使再正确的表述也是相对错误的，它也会在历史进程中被新见解和新数据所修正。现实是一个历史范畴，是在历史进程中发展和展开的。在神学和某种意义的政治学上，我们可以说，现实在第二次到来之后才第一次被我们认识。只有当人们有了合理的生活秩序和生活方式后，那些导致思维与存在必然冲突的内部矛盾才会在人类自身得到解决。

我想现在以弗洛伊德为例，使上述内容更容易理解一些。在弗洛伊德那里，首先有两件事是不可想象的。其一，他无法想象竟然有不能直接从人类生理学上解释的精神力量。弗洛伊德很受当时机械唯物主义的影响。这一理论在德国得到了特别强烈和彻底的发展：从奥斯卡·沃格特（Oscar Vogt）、雅各布·莫尔肖特

（Jakob Moleschott）和路德维希·布希纳（Ludwig Büchner）的原始表述，到他的老师恩斯特·冯·布吕克（Ernst von Brücke）和他的同事们非常精准的表达。

弗洛伊德有一个概念：缺乏生理根源的强大精神力量不可能存在。这种想法是不可想象的。对弗洛伊德来说，这种精神力量不可能真的存在，因为在他的整个一生中——或者至少在很长一段时间里——都受到冯·布吕克思想的影响。当弗洛伊德想要理解激情时，只有一件事是可以想象的：他假定所有这些激情都是性的底层表达。毕竟，性欲代表着——弗洛伊德也是这样认为的——一种显然同时发挥着生理和心理作用的力量。弗洛伊德认为，如果我们从这里开始，就有了科学上正确的出发点，就能从科学上合理的角度来解释人类所有激情的丰富性。如果从这个广义的角度来理解性，那么几乎所有的激情都可以纳入其中。（后来，在20世纪20年代，弗洛伊德以一种危险的方式改变了他的理论，他把原来的自我保护和性欲之间的冲突改为死的本能和生本能之间的冲突，把自我保护看成性欲。我之所以说危险，是因为在这一点上，他非常接近荣格，后者把性欲理解为一般的心理能量。弗洛伊德想在任何情况下都避免这一点，他构建了死的本能和生的本能之间的冲突，从而又回到了他从前的二元论。）再说一次，对弗洛伊德来说，不以性为基础的激情的假设是不可想象的。

其二，一个非专制的父权社会对弗洛伊德来说是不可想象的。举个小例子。弗洛伊德是约翰·斯图尔特·密尔（John Stuart Mill）的崇拜者，甚至翻译了他的一些作品。但密尔是主张女性权利平等的人。针对这一点，弗洛伊德在一封信中写道，密尔是"积极的疯子"，他怎么会认为女人和男人是平等的呢？"疯子"这个词相当重要，因为不可想象的东西就是"疯子"。在最好的情况下，不可想象的想法只是被少数人理解，他们也已经触及了不可想象的东西；但在其他人看来，他们就是"疯子"。对弗洛伊德来说，顺理成章的只是一幅女人在各方面都不如男人的画面。

关于弗洛伊德的女性心理学，可以肯定地说——就我看来——这是他整个理论中唯一绝对没有任何价值的部分，是对男权至上的父权思想纯粹的合理化宣传。许多人可能知道他关于阴茎嫉妒的理论以及阉割情结。弗洛伊德更进一步，甚至一度声称[参见 S. 弗洛伊德，1905d，第 184 页以下]，大量的妇女由于其构成的种类多样且个性偏执而成为或想成为妓女。谈论大量这样的妇女简直荒谬。美国许多白人对黑人提出的论点也是如此：黑人很好，但他们很幼稚、不负责任、极度自恋，而且缺乏现实感。弗洛伊德的思想扎根于父权文化，以至于认为女人——占人类一半数量的女人——并非低人一等的观点简直是无稽之谈，不可思议。

对弗洛伊德来说，激情的非性根源和非父权制社会是不可想象的，这确实表明了他的理论发展中最扭曲的因素［并以一种令人印象深刻的方式显示了社会决定论的错误性］。

2. 弗洛伊德的发现及其局限性

下面，我想以这样的方式来谈一谈弗洛伊德理论。我要质疑三件事：弗洛伊德理论中的重大发现是什么？什么形式限制了它？最后，当这个理论摆脱了所在时代社会思潮的某些枷锁时，它持续存在的意义是什么？

弗洛伊德的科学观

首先，我想谈谈弗洛伊德理论的科学性。特别是对于［实证］心理学家来说，否定弗洛伊德理论的科学性已经成为一种流行。当一个人做了实验，以此证明其假设或理论的真实性时，这种研究方法才是科学的。只有当实验可以重复进行时，其结果才能真正被确认是真实的。

这种方法存在于科学中，比如化学或物理学，人们可以真正确定事物的必然性、进行实验、做出必定为真的预测，等等。对于许多心理学家和社会学家来说，在学校里已经学过的这种对研究的定义仍然有效，它甚至是科学的理想。它的好处是具有确定性。如果今天有人问一位理论物理学家科学是什么，那么对他来说，物理学的精妙之处就是从中看到一个人不是确定的，而是始终在思考的。有了思考的潜力，他就可以穿透现实，构建理论。但他的理论并不确定，甚至不一定可以被证明。相反，它们来自观察和思维的力量，或者——正如理论物理学家有时所说——来自理论或假设。明明知道一年后理论会有更新的进展，他们仍能从中得出"很可能为真"的结论，因为他们不仅发现了新东西，而且思考和认识了新事物。一个人必须经历错误才能到达更正确的地方。

科学的思想方法本质上是为了构筑新理论。这些理论不是凭空产生的，而是在思考的过程中形成的。人们观察事实，从这些观察中得出假设，用观察到的事实证明这些假设，在这个过程中得出相对可能的结论，直到被进一步的观察所证实或修正。这就是科学的方法。在这个过程中，可预测性和实验性的问题是次要的。我想提醒大家的是，爱因斯坦在发表广义相对论的三年前，还没有进行过一次实验。当时，没有人说除非有实验证明这个理论，否则没人愿意听。

相信理性是科学思想的一部分。这就是为什么科学思想与发展一种理论毫无关联。在发展理论时，人们期望把尽可能多的事实输入计算机，从而产生某种结果。但不会有什么结果的。科学家与众不同的首要原因是相信理性和思想的力量。当今天的心理学家和社会科学家声称这不是科学的时候，在我看来他们所表达的只是这样一个事实：和今天的大多数人一样，他们是不再相信理性和理性力量这一趋势的受害者。

弗洛伊德相信理性的力量。他在某些特定观点上的对错并不重要。科学的历史——只有在回顾的时候才会发现——实际上是一部错误的历史，一部富有成效的错误历史。弗洛伊德经常出错，但他的大多数错误——除了关于女性的理论之外——都是富有成效的。

弗洛伊德观察，并且非常清楚地知道什么叫"公正地、批判地"观察。具备进行这种观察的能力是科学思想的要求。只要读一读弗洛伊德第一个临床病例朵拉（Dora）的故事就能够了解了。这个故事写于1901年，四年后以《癔症病例分析片段》为题发表［S. 弗洛伊德，1905e］。通读这篇报道后，值得一提的是，弗洛伊德对细枝末节的观察是多么细致入微，他的整个思维方式是一位多么会观察的科学家的方式。举个例子，患者在结尾时（第 105 页）解释说："你知道我今天是最后一次来这里吗？"这是在弗洛伊德与她卓有成效地工作了几个月之后。弗洛伊德回答说（l. c.）："你知道你可以在任何时候停止治疗。但今天，我们将继续我们的工作。你是什么时候做出这个决定的？"

在这里，弗洛伊德极富耐心的科学思维方式显露无遗。阅读这个故事的人们会发现，仅仅是阅读过程都让人十分费力。每一个单独的事实都被精确地考察并进行建构，虽然其中很多在我看来并不准确。尽管如此，在阅读这个或其他几个故事时，逻辑的力量还是压倒一切。

弗洛伊德作为科学家的第二个方面是，他把人看作一个系统、一种形式、一套结构，或者引用黑格尔的说法，一个整体。弗洛伊德没有把人拆开，而是把他或她理解为一个系统。虽然系统理论是在 20 世纪 20 年代以后才开始有影响力，但弗洛伊德——尽管没有这样称呼它——已经发展出了一种系统理论。在这种理论中，人这一系统里的每一个因素实际上都是与其他因素相联系、相作用的，因此，一个因素的变化一定会同时影响到整个系统和系统的每一个部分。（顺便说一句，马克思的系统也是如此。因为系统思维对于大多数所谓的信徒来说是很难遵循的，所以这两套系统大体上都不为他们所理解。）系统思维意味着像一个杂耍者一样同时玩转五个球，不让任何一个球掉到地上。而大多数处理理论问题的人能把一个球从一边弄到另一边而不掉到地上，就已经很高兴了。科学思想并不容易学习，科学家也不会因此而轻松。

弗洛伊德的科学方法类似于歌德的自然科学法。歌德不解剖人、不拆分人，而是观察鲜活的过程。我们可以写一篇论文，论述自然科学和歌德色彩理论的联系，以及弗洛伊德把人作为观察对象的方法。

此外，弗洛伊德还做了一些全新的尝试，由此合情合理地为他赢得了艺术家，尤其是超现实主义艺术家们的同情：他理解了人的主体性。在一个人们试图将一切都对象化、把信息输入电脑的时代，这种新奇的东西更需要被强调。对弗洛伊德来说，一个词不是词，而是它对一个人的意义。因此，他进行了解释。但这种解释只意味着寻求意义。如果有人说了什么，那么就取决于——尤其是在无意识的话语中——这个词对他或她意味着什么，而不是对我意味着什么，或字典里是怎么说的。分析师的工作就是把握主观的词语或思想对这个人的意义，并在此基础上建立人类表达的科学。

弗洛伊德的想法也是如此。他认为与一个人相处几百个小时是值得的，因为他关心的是如何治疗和理解这个人，这也表明了他的科学思想。他支持人本主义的思想，认为人是值得的、是万物的尺度。与此相对应的是我们这个时代的思想，即衡量所有行动或事件要看它们与成本和效果或社会效益的关系。对于这样的观点，弗洛伊德的科学方法不值一提，因为它属于前工业时代，老套过时。从某种意义上说，弗洛伊德的方法是一种古老的手工艺：并不急于求成，而是做一些本身就有价值的事情，因为这过程本身就有意义。

前面的讨论涉及弗洛伊德思想科学性的一般意义，我之所以强调这一点，只是因为它在今天常常被遗忘。特别是许多年轻人对心理学家的工业式印象太深，以至于他们认为人们的心理可以被检查和治疗，过程就像汽车修理工打开引擎盖一样。当有什么问题的时候，它就会被"修复"，然后突然间这个人就又可以工作了。这恰恰不是弗洛伊德所使用的方法，也不是用来治疗人的方法——对汽车可以，但对人不行。对人的观察和对事物的观察在这里就有了很大的区别。这种差异的感觉在今天很多情况下已经失去了。

但弗洛伊德也制约了自己的科学方法。出于对理性和理论的信仰，弗洛伊德在资料不足的情况下，为了把理论与旧的思想形式统一起来，常常违背事实。有时，弗洛伊德描述的案例和形成的建构也许极为精妙，但从科学的角度来说，至少在我看来，简直是荒谬的。我只想提醒大家注意"狼人"［S. 弗洛伊德，1918b］，在此弗洛伊德建构了一个此人根本没有经历过的童年神经症——他根本没病。当这个人提出自己四岁时做的一个梦，梦中看到［一对白］狼坐在树上，弗洛伊德就建构这个人在［一岁半］时观察到了一个原始场景——父母之间的性交。弗洛伊德几乎发展出了一种建构的需要，并且确实在很多情况下违背了他的经验观察。

对弗洛伊德方法最大的限制是由他的许多学生造成的。他们不再像弗洛伊德所做的那样，在现实中建构，而是接受弗洛伊德的理论作为最终结论。他们仅仅承认理论所说的，而不理解理论本身。这是我的经历。我被训练成一个严格的弗洛伊德式分析师，也这样实践了几年。经过这段时间，我意识到，自己刻意指出的东西并不是真正发现的，而是期望发现的。终于，我的眼界被打开了，看到了很不一样的东西，完全不是预期的那样。只有在那时，我才开始了一个漫长的过程，在其中我试图找到自己所看到的东西，而不是被告知为正确的或者应该或将要找到的东西。

当精神分析的实践不再是在分析过程中形成洞察之后的结果，而基本上是对材料中某些原理的使用，那么我们就不得不陷入我所说的"庸俗弗洛伊德主义"。这是很危险的，因为在这种情况下，理论可以被完全误用。例如，弗洛伊德有这样的见解："否"可以是"是"，"是"可以是"否"。每个人都有过这样的经历：当一个人反复强调某件事情时，就会在现实中试图以此来掩盖相反的东西。因此，"是"可以掩盖"否"，有时"否"也可以掩盖"是"。

如果认为在具体的事例中已经不需要证明"是"可以是"否"、"否"可以是"是"，那么这种方法自然可以应用于一切。这里有一个不幸地普遍存在的临床例子。在对人类双性恋的理论探讨上，弗洛伊德喜欢强调人是无意识的同性恋。如果一个患者有特别强烈的异性恋倾向，那么这种倾向往往意味着对同性恋的压抑。如果他没有表现出明显的同性恋倾向，这也说明他压抑了同性恋倾向，造成这种倾向没有那么强烈。如果他表现出同性恋倾向，那么一切就都清楚了。比如，在柏林精神分析研究所（Berlin Psychoanalytic Institute），一位分析师说他的同事打着一条优雅的领带，这就被认为是压抑同性恋的标志。

在这样的解释下，许多人受到了伤害，因为人们无法对无意识的同性恋这一指控进行辩护。许多患者在精神分析结束后多年还感到沮丧，因为他们仍然被对自身无意识同性恋的解释所困扰。

弗洛伊德对无意识冲突的发现

弗洛伊德的第二项伟大成就是发现了人类的无意识冲突——思维与存在之间的冲突。也就是说，我对某件事情的思考与我内心的现实是不一致的。一个日常的例子：某人认为他爱自己的母亲，但实际上他恨她，只是他没有意识到自己的恨。一个人对自己的认识和动机与其内心的现实形成对比，并决定了他的行为。这就是我所说的"存在"一词的意思。

因此，弗洛伊德的这一发现具有巨大的历史意义。首先，它开启了"诚实"的新维度：一个人之所以诚实，不仅是因为他相信自己所说的话，而且还因为他所说的话与他自身以及内心无意识的东西相一致。大多数人的问题并不是他们有意识地不诚实——这还是比较无害的，尤其是这些人有时还有愧疚感，因此可以和他们谈谈，因为他们自己也不相信自己说的话。大多数人的问题在于，他们完全相信自己的想法，并把它当作无可争议的事实。

思维与存在的冲突被发现，好心的借口就不算数了。当今天有人声称自己真的是好意时，连媒体也不再接受这种借口了。没有哪个政府在失败后还能通过声称自己是好意来打动我们。一个人的私生活也是如此。

弗洛伊德用他的发现，实证地突破了存在与思维同一性的理想主义命题。数百年来，"存在与思维是同一的"这一理想主义命题在哲学中被公认为确定。弗洛伊德使思维成为相对的，并质疑它与存在的同一性。思维是一种人工制品，它可能与人身上存在的事实相吻合，也可能不吻合。从这个角度看，弗洛伊德的理论是一种精妙的批判理论：对意识的批判、对意识形态的批判、对个人和社会思想的批判。

然而，人们对思维与存在之间冲突的伟大发现是极其有限的，因为弗洛伊德——正如已经谈到的——不得不以他的假设为理由，认为所观察到的意识与无意识之间的冲突本质上是现实与性——特别是童年性欲——之间的冲突。这样一来，意识与无意识之间的巨大冲突就被简化为压抑与被压抑的——即性冲动与性欲——儿童早期倾向之间的冲突。

弗洛伊德对俄狄浦斯情结的看法就是这类限制和简化的典型例子。在俄狄浦斯情结中，弗洛伊德偶然发现了一个非常重要的事实：作为男性的小男孩与母亲之间的联系强度。（我在这里省略了女孩、女人，因为弗洛伊德从来没有很明确地表达过自己的观点，女孩在他的思想中也是次要角色。）对最近二三十年来动物心理学以及人类行为学领域的进一步考察表明，真的很难有比与母亲联系在一起的情感愿望更强烈的力量了：有一个无条件地爱着、保护着、永远在那里的人，给予自己身在岌岌可危的处境中所希望的一切。他曾经作为孩子拥有过这一切，哪怕只是短暂的。

然而，弗洛伊德却把对母亲的这种愿望，即母亲的爱、被母亲保护的愿望，解释为与母亲的性联系，认为这是由童年早期对母亲的性幻想所召唤出来的。弗洛伊德的这种解释是不正确的，所有的事实都可以驳斥它。我只提一个论点：性关系并不稳定，这一点大家都知道。在人类所有联系中，纯粹的性关系持续时间很短。如果没有其他力量的加入，那么纯粹的性关系可谓稍纵即逝。如果弗洛伊德认为与母亲的联系具有性关系这样的极端影响并决定了整个人的生活，这根本就是把性联系等同于性关系的错误看法。产生极端联系的是情感，即母亲对个人的感情意义，这种联系的力量当然是极强的。

当小男孩的性欲发展到一定程度时，往往也会对母亲产生性或情欲的愿望，这是完全合乎逻辑的。毕竟，她是他最亲近的女人。因此产生性的联系是完全自然的。但这些绝不是排他性的。小男孩与一个同龄的女孩玩医生的游戏，同样是可以的。他也绝不会和母亲捆绑在一起，以至于不想和小女孩玩。母亲是他的对象之一，与她的关系不是基于性。

这又触及了弗洛伊德的发现中又一处局限，这一点极为重要。弗洛伊德没有看到，驱动一个人巨大激情的其实并不是性欲。性欲确实可以被其他激情所调动。例如，一个人可以出于虚荣心，或者——在我们的父权制度下——由于征服上瘾，或者其他一些同样调动性欲的动机而产生强烈的性欲，从而实际上产生性反应。但这些并不是性的生理结果，而是——可以被证明——由完全不同的激情所调动的。一个男人可能突然爱上一个女人，并感到无比强烈的性欲，因为他听说某个电影明星在某个时刻对这个女人感兴趣，或者正在关注她。这已经足以满足他的虚荣心，把这个女人变成一个极有魅力的女人。

人们总是渴望看起来有价值的东西。为什么一个女人对一个男人或一个男人对一个女人会有吸引力，还涉及其他原因。柏林有句老话说："金钱使人性感。"说的正是这一点。对金钱的欲望也能调动性欲，此外还有许多激情是不能调动性欲的。

性压抑

我已经批判性地强调了无意识冲突这一伟大发现以及对它的解释被归结为自我与性的冲突，或者说自我保护的本能与性的冲突。我想再来谈谈弗洛伊德冲突观念的延伸。今天，对性的压抑已经不是什么大问题了。随着消费行为的普及，性行为也已被解放出来供人消费。今天，性消费就像香烟、酒精和毒品消费一样。性消费的广度就像饮酒，从强制的性消费到"非常正常的"和可接受的性消费，这并不是一种更深刻的体验。

对于今天的人们来说，性行为已经失去了罪责的禁忌，所以也不再压抑。在本世纪初的维多利亚时代，向一个人展示自己有多么压抑性冲动，这是极富革命性的，至少是激进的。但是，除非坚信弗洛伊德的理论，否则弗洛伊德所反对的东西，今天没有人真正完全理解。

不过，性行为还是具有——这是一种普遍的思想——一种自由的因素。它是一个人的独立力量。一个人的性行为不能被强迫，它在一定程度上是自愿的、自发的。没有人能够真正帮助任何其他人解决性问题，即使是现在出现的许多书籍也不行。这些书可以给人建议，但解决问题还是要靠自己。性本身就是一种自由的力量，只要社会不把它作为禁忌，人不被这种禁忌造成的罪恶感所控制，就像许多世纪以来那样。

这一点也正是威廉·赖希（Wilhelm Reich）错误的地方。赖希认为，如果年轻一代扔掉性禁忌，所有年轻人就都会成为革命者。我还记得和他最后一次谈话的内容。［与他的假设相反，］我对他说："亲爱的威廉，我认为［如果青年在星期天把自己从性禁忌中解放出来，］我们就不会在星期天贴海报，而是呆在家里或其他地方。他们的解放不会激起任何革命行为。"赖希不相信我的话，因为他以旧观点为导向，认为反动派、保守派是反对性解放的，所以支持性解放就是革命。连纳粹都不赞成压制性欲，今天的消费社会更不会赞成。

今天的社会不需要把压制性欲作为一种至高无上的手段，它已经创造了管理人的其他手段。社会不再需要权威来告诉一个人该做什么、不该做什么，以及如果他反驳权威会发生什么。社会创造了各种匿名的权威取而代之：团队，官僚体制，必须遵守的操作规则。在消费社会中，性满足本身就成了一种被操控的休闲方式，正如今天所有的休闲方式都被操控一样。今天的人可能认为自己可以随心所欲地利用闲暇时间做想做的事。实际上，他没有看到自己是如何被众多影响所操控的："这很好""你这样做""你可以继续如此""这样你会变得更健康"等等。性行为也包括在其中。

尽管性在今天是为消费服务的，但我认为，总的来说，摆脱性禁忌是一个进步和积极的历史事件，它也已经不能像在过去的社会体系中那样发挥作用了。

弗洛伊德认为性欲与自我保护之间的致病冲突，不再是触动人的冲突，也不再是对人来说核心、重要的冲突。今天，我们看到了人身上的其他冲突，人并没有意识到并且压抑这些冲突。我想举几个例子。

今天的人认为自己是自由的。但实际上，人是不自由的，人是被操控着的。人们认为自己有清晰的良心，而现实中他百般愧疚却浑然不觉。他以为自己是幸福的，但如果我们稍稍留意表面之下，就会发现有极多的轻度抑郁、不快乐，也就是法国人所说的"忧郁"。他认为自己是诚实的，实际上他在所有领域都参与了普遍的欺骗：思想、艺术、文学、日常生活、人际关系、政治，但在意识层面，他认为自己是诚实的。

在认真的对话中，直接承认自己所说大部分都是谎言的人不在少数。人们有意识地活得很自我，随心所欲。他已经实现了做自己人生主人的伟大目标。但实际上，他也未能免俗，只不过与自己所处社会中许多因素造就的庸常略有差异而已。他能意识和感受权力。在现实中，他是由一种深刻的无力感决定的——他觉得自己不能改变和动摇任何东西，他甚至不能为防止核战争对人类的毁灭威胁做出贡献。他认为自己是有爱的、友好的。事实上，情况很少如此。人们表现出来的大多是一种冷漠，往往带有无意识的仇恨和敌意。所谓友爱充其量是一种不快乐的人之间的情谊，他们彼此都在怀疑，也并不真正认同。

现代人自以为是伟大的现实主义者。这种现实主义明确地表现在我们所处世界的样子以及我们做或不做的事情上。在英国，这被称为"不切实际的现实"，一种完全疯狂的现实。什么也不做，也不受现实要求的影响。无论谁读了"罗马俱乐部"（Club of Rome）发布的两份报告，都会得到这样的印象：我们正面临着一场世界性的灾难，如果不发生剧烈变化，可能会导致全人类的毁灭。我们经常强调的"现实主义"是除现实主义以外的一切。

所谓矛盾，就是人们在矛盾下的痛苦。它们是被压抑的。人类怀疑这些东西，但不敢去想。如果他想了，并把它们表达出来，就会惧怕别人的反应。别人会把他看成一个不再合群的人，认为他行为有问题，只会抱怨。所以他最多只能在暗地里想。看看人们的梦想或者婚姻，或者其他很多事情，你就会发现压抑真的会影响到他们。如果把今天的无意识冲突分析和挖掘出来，就会起到解脱的作用。但我们并没有完成这项工作。相反，人们主要关心的是今天已经不再那么重要的性冲突。

我想更进一步。在我看来，人们多年来忙于私人家庭冲突，是对当今人类和人类所遭受的真正冲突的反抗。我并不是低估私人冲突，它们也必须得到分析。但往往小事和琐事会成为大冲突[一旦建立起来就不必看到真正的大冲突]。类似的是评估是否离婚的问题。人们把冲突的主题限制在家庭和性的范围内，就是把弗洛伊德的伟大发现及其实际主要意义反过来使用了。人们把它变成了另外某种东西，分散了对今天重要事件的注意力。

移情与性格概念

鉴于时间已经过去了很久，为了能够彻底谈论精神分析的治疗和临床问题，我只能简略描述弗洛伊德的其他发现。在发现移情时，"庸俗弗洛伊德主义"很快就将之归结为分析情境，在这当中，分析者求助于父亲，而父亲的特征就像孩子经历过的那样转移到他身上。通过这种结合，人们很容易忽视，不仅孩子是无助的，而且由于其生存条件，成年人也同样是无助的［因此容易移情］。人不像动物，不会被驱力强迫以某种方式行事。人的理智也不足以告诉他正确的行动路线。事实上，人处于一种极其无助的境地，因此生活的确是一件无比艰难的事情。一个人不仅会遭受许多损失，面对生活带来的许多悲惨事件，而且每天都要面对自己实际上无法解决的矛盾。他知道危险，知道自己面对死亡。由于生存条件所限，在我看来，成人在很多方面比孩子更无助。

除了生存条件外，还有某些社会历史条件使人更加无助。因此，人需要寻找父亲，寻找一个神奇的帮手、大师、领袖。人性中最强烈的倾向之一，就是寻找一个能给予安全感的人物，通过将其变得非常伟大，而把自己的一切投射到他身上，然后把这个人物当作保护自己的假想神明来崇拜。这种人物可以是父亲、上帝、一种观念、祖国、政治领袖，或者是——即使今天已经变得比19世纪都要罕见的——"大爱"。我所说的"大爱"，不是真正的、平静的爱，而是歇斯底里的、伟大的、响亮的爱。在这种爱中，人们试图在另一个人身上找到绝对的寄托，以使这个人成为自己生命的精神支柱。

我想至少简短地谈一谈弗洛伊德的性格概念，这是一个极其重要的发现，他用这个概念使人们能够动态地理解激情奋斗。对弗洛伊德来说，性格是一个人激情的相对恒定的框架。他对人的理解与巴尔扎克、陀思妥耶夫斯基及莎士比亚等大作家类似。性格的动态概念不是关于行为或行为主义的描述，而是关于一个人的深层存在，它决定了思维和行为。弗洛伊德是一种动态的、科学的性格学的创造者。这种性格学与其他性格学不同，它认为性格是对一切思维和行为负责的动力系统。

但弗洛伊德限制了这一伟大的发现，因为他从性的角度理解这些动机。在《人类的破坏性剖析》［E. 弗洛姆，1973a］一书中，我试图说明性格形成的条件。这其中有存在的条件和社会历史的条件。此外，根据个体差异，还有家庭和家族历史的条件。不仅如此，我还明确了社会性格的概念，使性格成为整个社会群体和整个文明的共同特征。简而言之，性格的工作是塑造由社会、育儿方法和其他因素形成的人们的能量，使人有意愿在一定的社会中做他必须做的事情。这样一来，一个人的心理能量本身就成为社会生产力，也即特定社会的生产力，因为社会本身是一个抽象的概念，并不真正存在。

举例说明［关于社会性格的说法］：如果在 19 世纪，一位公民想储蓄，并且是积极储蓄者，那么他只是遵循了那个世纪资本积累的经济需要。今天他的孙子或曾孙是一个热衷于消费的人，这也是在遵循我们经济的需要——这种经济不再是靠广大群众或者说公民的资本积累，而是靠支出与消费。因此，社会性格存在很大的差异。一个社会中的人们为什么会以某种方式行事，不同的社会差异显著。因此，我也试图说明社会性格如何在马克思的两个领域，即经济基础（或他所说的“基础”）和所谓的上层建筑（即思想文化）之间进行调节。

3. 弗洛伊德的发现对治疗实践的意义

接下来我想谈谈弗洛伊德与治疗有关的伟大发现。弗洛伊德发现了现实的解脱、释放、疗愈功能：当一个人变得失望时，放弃幻想具有治疗的功用。在德文中，ent-täuscht ［"失望"，字面意思是"去除欺骗"］这个词表达了一些消极的东西。但失望意味着人不再让自己被欺骗。在梅斯特·埃克哈特（Meister Eckhart）那里，一个心地公正的人就是不欺骗别人的人，也是不让自己被欺骗的人，因此是一个"去除欺骗"的人。从佛陀、耶稣、斯宾诺莎一直到马克思，［失望的治疗功能］有着悠久的传统。马克思说，为了摧毁幻想，人必须改变需要幻想的环境。弗洛伊德从经验和临床上确定了这一原则，即一个人可以通过揭开无意识的虚构和有意识的思想之间的冲突来治愈疾病。

弗洛伊德在临床上证明了这一伟大的人本主义原则：现实的解放作用是一种治疗的方式。弗洛伊德的另一个历史性贡献是，他在一个非常具体的框架中展示了这个原则。但此处也有很大的局限性，尤其是它总被归结于发现性欲的无意识。弗洛伊德式的分析师自然会认为，患者是自由的，他只会说自己脑子里想的东西，这样就完全不受影响。但这并不完全正确，因为患者当然会注意到精神分析师对他的期望，并受其影响。有一个相当普遍的共识，就是患者甚至会梦到他们的分析师学派认为的有趣的梦。因为我们在做梦的时候，绝不是处于一种纯真状态，做梦的方式也相当狡猾。在一些梦境中，一旦所谓的"移情"形成，患者就会想给自己的分析师带来快乐。例如在"狼人"案例中，因为患者非常聪明或者说狡猾，我怀疑他编造了许多东西。他注意到了弗洛伊德医生想听的东西，这就是为什么我不会相信他的所谓"想法"。弗洛伊德对思想有无限的信念，这当然也是他的弱点之一。他没有看到，自发回忆的问题并非如此简单。于是我们就得到了第二大限制：所谓的"自由联想"。

受布罗伊尔（Breuer）的启发，此后又受到夏科特（Charcot）和伯恩海姆（Bernheim）的深刻影响，弗洛伊德开始用催眠方式治疗患者。如果在催眠中体验到了症状，那么这些症状通常会消失。弗洛伊德后来否定了催眠。精神发泄的概念当然在今天仍然广泛存在。如果一个人有一种被压抑的仇恨，而他或她有机会可以尖叫和表达愤怒，那么仇恨就会离开系统，受折磨的人就会变得平静。可这完全是无稽之谈。通过发泄，引起愤怒的源头远远没有干涸。因此，他（她）还会再犯。弗洛伊德很早就认识到了这一点。但在许多其他疗法中，催眠仍然被认为是伟大的治疗方式。

弗洛伊德是在布罗伊尔之后开始使用催眠的。但布罗伊尔也放弃了催眠，这与一个有些奇怪的故事有关。有一天，一名患者在催眠后爱上了他。布罗伊尔是个传统的人，他为此感到很烦恼，于是完全放弃了这种方法。弗洛伊德津津乐道地报告了这件事，但同样的事情也发生在他自己身上——至少我们可以这样假设。弗洛伊德继续使用催眠，直到有一天，一名女患者从催眠中醒来向他扑了过去，而与此同时，一名送货员走了进来。这件事之后，弗洛伊德也放弃了催眠，尽管他给出了不同的理由。患者的拥抱对精神分析治疗产生了巨大而深远的影响。事后，弗洛伊德告诉自己，他可以不用催眠，可以把手指放在患者的额头上说："当我摸到额头的时候，请你告诉我你在这一刻想到的一切。"其实，这还是一种半催眠的方法。最后，弗洛伊德注意到，要想让人自由联想，甚至不需要放手指。他只需指导患者无限制地说出他或她想到的每一件事，就可以从患者的无意识中得到本质的想法，并使患者处于分析的情境中。因此，自由联想被用来取代催眠。

根据我的经验，想到什么就说什么、不苛责、不遗漏等基本规则，导致自由联想堕落为闲谈，变得完全败坏。谁不喜欢自说自话呢？所以，一次又一次地，患者报告他们的想法，他们自己说了什么，他们的男朋友、女朋友、母亲、父亲和丈夫说了什么——数小时、数周、数年。他们这样做总会被基本规则合理化：一个人应该把想到的一切都说出来。

在现实中，自由联想其实很方便。毕竟，人们很孤独，没有人耐心而又同情地去倾听。没有人有时间了，因为其他事情都太重要、太匆忙、太紧急了。如果有人每周有偿地倾听五次，每次一小时，有时什么也不说，有时说些什么，这简直太好了，会把一个人从孤独中解放出来。当然，这种自由联想与一个人获取无意识材料的解放方法已经毫无关系。

我们常常试图通过建构来逃避现状。我们建构患者没有经历过的早期童年经历：他对此没有记忆，但根据理论，这些经历一定是发生过的。如果有人一遍又一遍地告诉患者，这就是他一年、两年、三年来痛苦的原因，那么患者如果不最终屈服并说

"是的，医生，我也有这种感觉。虽然不是很清楚，但我自己也有这种感觉"，那他一定是个英雄。即使是这种疗法也能像驱魔一样，对患者起到治疗作用。如果我终于找到了造成痛苦的魔鬼，那么这可能会有一种暗示性的效果，也实际上会使症状得到改善——至少不是很严重的症状。然而，精神分析是一个太过漫长的过程，不可能有这样暗示性的结果。同样的结果用直接的暗示方法在几个小时内就能达成，并不需要产生无数的想法。

弗洛伊德又限制了我称为"歌德式"的方法，即通过他所学的实验室模式，与整个人面对面。他对这种方法印象深刻，把它作为分析师的理想。如同在实验室里一样，精神分析师应该坐着思考、观察，但在这个过程中只应该加入他的思想和科学功能。弗洛伊德对观察有着狂热的热情，而且观察的次数也不少。但是弗洛伊德为精神分析学家树立的榜样在庸俗弗洛伊德主义中分崩离析，甚至变成一种［脱离］。在这种情况下，分析师变得越发疲惫，并有可能陷入睡眠。我自己的经验促使我不再坐在沙发后面，而是坐在患者对面。只要坐在沙发后面，我就有可能失去一个重要的因素：与活生生的人的关系不见了。只要看不到患者，我就会错过很多东西，尤其是他的面部表情，这是洞察他人的一个极其重要的因素。

我还是想简单谈谈技术和方法的必要拓展。第一点是关于禁止患者闲谈的问题。如果患者开始谈论一些事情，比如自己的妻子、女朋友或者酒吧里的男人或其他任何人，那么精神分析师应该积极禁止这种闲谈，并说："拜托，你在这里描述的东西很无聊，是琐碎和平庸的，我们从中能得到什么？我们现在的情况就像在没有鱼的海里捕鱼。你描述事情是因为你想说话，也可能是因为你想保护自己不受实际问题的影响。"

第二点与分析师的角色有关。分析师不应该使用自然科学家的实验室方法，而应该像哈里·斯塔克·沙利文所表达的那样，做一名参与者—观察者。他应该观察，作为情境的参与者去观察。然而，作为分析师，我只有在精致的人文条件下才能成为一名参与者—观察者——如果作为分析师的我能够在自己身上体验到患者所说的，发生在他身上的非理性和被压抑的东西，那么我至少必须能够去体验，即使体验到的情感强度和患者不一样。如果分析师不能，他就不会了解患者。如果我作为分析师不知道什么叫抑郁，那么就永远不会理解一位抑郁的患者。我只是在他面前说话，而不是在与之交谈，因为我不知道他在说什么。患者也注意到了这一点，正像他注意到我理解他一样，特别是当我有时能把他的感受描述得比他能做到或知道的更好时。患者有时会压抑自己，不让自己有这种感觉，把自己屏蔽起来。

埃克哈特已经意识到分析师作为参与者—观察者角色所必须具备的人文条件，他谈到必须在所有的他人身上看到自己，在自己身上看到他人。歌德曾经说过，他无法想象一个自己不可能成为犯罪者的犯罪行为。对分析师的要求并不像人们认为的那样，他必须在理想的状态才能完成分析。但他必须放弃他的主要阻抗，从意识到无意识的路径必须相对宽松。最后，患者所说的内心的东西必须能够轻易地平移到分析师那里，而不需要分析师的意识参与。这样一来，分析师如果愿意，也会被患者分析，医者可以被患者治愈。

分析师可以通过随时动用内心的东西来分析患者，这样他就可以理解另一个世界正在发生什么。简单来说，分析师最重要的工具是自己。一个被解剖的人，我们可以借助于机器一块一块地观察他的运作。但是没有任何一台电脑或机器能够观察到一个完整的、活生生的人。只有一种工具可以做到：自我体验的人。

在我看来，分析技术取决于分析师有多大的能力使自己成为其认识的主要工具。这并不意味着他主观或直觉地进行诊断或判断，而是说，他把自己作为理解的工具。这是他的"显微镜"。他根据对自己的理解提出自己的发现，然后利用自己的批判性、理性、理论性思维，思考自己能用这些发现做什么。他会把这些发现与患者分享，而不会无休止地等待患者给他带来足够的材料。当有一些发现时，他会非常高兴，除非情况特殊，否则他都会与患者分享，因为分享本身就能带来激发与启示，毕竟患者对了解无意识的事情都有很大的抵触和恐惧。因此，分析师与患者分享交流中的所感所得是非常有帮助的。可能患者会说："不！这些都是愚蠢的。"但更多的时候患者会觉得："是的！其实我早就知道了。"这样的信息加快了分析进程，减少了阻抗。

［第三点是针对］童年的探索。当然，童年经历对于人的成熟与心理发展都是很重要的。但是，分析不应该退化为历史研究。人们探索人之所以成为他现在这个样子的原因，这属于历史范畴。这也许是一种历史层面有趣的考察，但没有人会因此而变得更好！任何对患者童年的关注都必须首先要认识到现在存在于人身上的无意识力量。我称之为"X射线"技术。重要的是看到对驱使人朝某个方向前进的无意识力量系统的描绘，并通过冲突

认识到其无意中创作并导演的"戏剧"与有意识的目标之间的矛盾。他的不适与症状都来自这种未被认识的冲突。

最后我想提及的一点是超越治疗性的精神分析［参见 E. 弗洛姆，1989a 和 1991a］。精神分析不仅有助于摆脱症状，让患者变得可以和一般人一样；还可以被用作一个人心理发展过程中的资源。精神分析的这种运用是人本主义传统的一部分。在人本主义传统中，人生是有对错的。有导致好的人生，或者说向善的，也即正确的人生目标和规范；也有导致衰败与不幸的其他规范。这些价值判断不是简单的主观判断，而是人类生存条件的客观结果。我不想参与这种人本主义伦理学传统的论证，但整个古代和中世纪直到斯宾诺莎的哲学与伦理学都充满了这种传统的印记。今天，有许多神经生理学家支持这样一种观点：某些倾向，如合作、团结、现实主义，实际上是神经生理学上根深蒂固的，因为它们是人类生存的必要元素［参见 E. 弗洛姆，1973a，以及 E. 弗洛姆，1991b，2010 中的《人天生懒惰吗?》一章］。

我认为精神分析可以帮助一个人超越治疗，这在东方常常被称为"伟大的解放"。超越治疗的分析不是印度或非印度大师的胡言乱语，而是一种通过寻找阻碍个体发展的无意识因素来解放自己的严肃方法。每个人都可以通过自我分析来达到这个目标。如果一个人接受了大约六个月的分析训练，纯粹为了能够分析自己，这可能会更加容易。

自我分析是一种工具，也是一种自我解脱的方法。一个人应该终生修行，直到修成正道或开悟（即使这个目标几乎没有人能够达到）。自我分析并非易事，因为现状产生的一切都是困难的，而所有变化或新事物都会带来阻抗。

最后我想说，弗洛伊德理论是一种批判性的理论，甚至在某些方面是一种革命性的理论。它总结同时也颠覆了启蒙理性主义。然而，今天它已经失去了激进的特征。这个结论既适用于庸俗弗洛伊德主义，也适用于把对弗洛伊德的关注引向其他方向的尝试。例如，这里我想到的是所谓自我心理学中对自我的发现。因为有了自我发现，精神分析学本应在学术上被接受。然而这些尝试并未起到效果，它们只是弗洛伊德的伟大成功与设计。

对我来说，精神分析的未来包括再次成为一种批判性的理论，通过帮助澄清今天个人与社会中的基本压抑，阐明冲突，揭开意识形态的神秘面纱，表明弗洛伊德所说的"文明的不满"[参见 S. 弗洛伊德《文明与缺憾》，1930a]实际上已经是控制论社会的病态。如果精神分析敢于解决今天的核心冲突，那么它肯定会再次变得不受欢迎，并且像它作为一种批判性理论时那样遭到攻击。这也将表明精神分析是否走上了正确的道路，就像其他任何一门富有成效与创造性的科学一样。

参考书目

Bernard, L. L. *Instincts. A Study in Social Psychology*. New York: Henry Holt, 1924.

Brentano, L. J. *Die Anfänge des modernen Kapitalismus*. Munich: G. Franzscher Verlag, 1916.

Dewey, J. *Human Nature and Conduct*. New York: Random House, 1922.

Duncker, H. *Über historischen Materialismus*. Berlin: Internationaler Arbeiterverlag, 1930.

Freud, S. *The Standard Edition of the Complete Psychological Works of Sigmund Freud* (S. E.), volumes 1 – 24. London: Hogarth Press, 1953 – 1974.

—1905d. "Three Essays on the Theory of Sexuality," S. E. , 7, pp. 123 – 243.

—1905e. "Fragments of an Analysis of a Case of Hysteria, " S. E. , 7, pp. 1 – 122.

—1908b. "Character and Anal Eroticism, " S. E. , 9, pp. 167 – 175.

—1918b. "From the History of an Infantile Neurosis, " S. E. , 17, pp. 1 – 122.

—1921c. "Group Psychology and the Analysis of the Ego, " S. E. , 18, pp. 65 – 143.

—1924d. "The Dissolution of the Oedipus Complex, " S. E. , 19, pp. 171 – 179.

—1925d. "An Autobiographical Study, " S. E. , 20, pp. 7 – 70.

—1930a. *Civilization and Its Discontent*, S. E. , 21, pp. 57 – 147.

Fromm, E. 1930a. "The Dogma of Christ, " in *The Dogma of Christ and Other Essays on Religion, Psychology and Culture.* New York: Holt, Rinehart and Winston, 1963, pp. 3 – 91.

—1932a. " The Method and Function of an Analytic Social Psychology, " in *The Crisis of Psychoanalysis. Essays on Freud, Marx and Social Psychology.* New York: Holt, Rinehart and Winston, 1970, pp. 135 – 162.

—1932b. "Psychoanalytic Characterology and Its Relevance for Social Psychology, " in *The Crisis of Psychoanalysis: Essays on Freud, Marx and Social Psychology.* New York: Holt, Rinehart and Winston, 1970, pp. 163 – 189.

—1935a. Die gesellschaftliche Bedingtheit der psychoanalytischen Therapie ["The social determination of psychoanalytic therapy"], in *Zeitschrift für Sozialforschung.* Paris: Librairie Felix Alcan, vol. 4 (1935), pp. 365 – 397.

—1936a. Sozialpsychologischer Teil, in M. Horkheimer, ed. , *Studien über Autorität und Familie* (Schriften des Instituts fur Sozialfoschung, vol. 5) . Paris: Librairie Felix Alcan, pp. 77 –

148

135.

—1941a. *Escape from Freedom.* New York: Farrar and Rinehart.

—1947a. *Man for Himself: An Inquiry into the Psychology of Ethics.* New York: Rinehart.

—1955a. *The Sane Society.* New York: Rinehart and Winston, 1955.

—1956c. Bases Filosoficas del Psicoanalisis, in *Revista Psicologia*, Mexico, Band 1 (Nr. 2, 1956) , S. 59 – 66.

—1960a: "Psychoanalysis and Zen Buddhism," in D. T. Suzuki, E. Fromm, and R. de Martino, eds. , *Zen Buddhism and Psychoanalysis.* New York: Harper and Row, pp. 77 – 141.

—1961b: *Marx's Concept of Man*, with a translation of Marx's *Economic and Philosophical Manuscripts*, T. B. Bottomore. New York: Frederick Ungar, 1962; New York: Continuum, 1985.

—1973a. *The Anatomy of Human Destructiveness.* New York: Holt, Rinehart and Winston.

—1979a: *Greatness and Limitations of Freud's Thought*, New York: Harper and Row, 1980.

—1980a. *The Working Class in Weimar Germany: A Psychological and Sociological Study*, Wolfgang Bonss, ed. London: Berg, 1984.

—1989a. *The Art of Being.* New York: Continuum, 1992.

—1989b. *Das jüdische Gesetz. Zur Soziologie des Diasporajudentums*, Rainer Funk and Bernd Sahler, eds, Schriften aus dem Nachlass, vol. 2, Weinheim and Basel: Beltz Verlag.

—1990a. *The Revision of Psychoanalysis.* Boulder: Westview, 1992.

—1991a. *The Art of Listening*. New York: Continuum, 1994.

—1991b. *Die Pathologie der Normalität*. *Zur Wissenschaft vom Menschen*, Rainer. Funk, ed. , *Schriften aus dem Nachlass*, vol. 6. Weinheim and Basel: Beltz Verlag. English: *The Pathology of Normalcy*, Riverdale: AMHF, 2010.

Glover, E. *The Technic of Psychoanalysis*. New York; International Universities Press, 1955.

Knight Dunlap, K. "Are There Any Instincts?" *Journal of Abnormal Psychology*, vol. XIV, 1929.

Kuo, Z. Y. "Giving Up Instincts in Psychology. " *Journal of Philosophy*, vol. XVIII, 1921, pp. 645 – 666.

—1922. "How Are Our Instincts Acquired?" *Psychological Review*, vol. XXIX, 1922.

Kraus, L. *Scholastik, Puritanismus und Kapitalismus*. Munich and Leipzig: Duncker und Humblot, 1930.

Marx, K. *Die Frühschriften*, Siegfried Landshut, ed. (Kröners Taschenausgabe 209) , Stuttgart: Kröner Verlag, 1971.

—MEGA: *Karl Marx und Friedrich Engels, Historisch-kritische Gesamtausgabe* (MEGA) . Werke—Schriften—Briefe, im Auftrag des Marx-Engels-Lenin-Instituts Moskau, V. Adoratskij, ed. , 1. Abteilung: Samtliche Werke und Schriften mit Ausnahme des Kapital, quoted I, 1 – 6, Berlin, 1932.

—MEGA I, 3: *Ökonomisch-philosophische Manuskripte aus dem Jahre 1844.*

—MEGA I, 5: *Die deutsche Ideologie.*

Mead, M. *Coming of Age in Samoa.* New York: William Morrow, 1928.

—1930. *Growing Up in New Guinea.* New York: William Morrow.

—1935: *Sex and Temperament.* New York: William Morrow.

Murphy, G. *An Historical Introduction to Modern Psychology.* New York: Harcourt, Brace, 1932.

Osborn, R. *Freud und Marx,* London: Verlag Victor Gollancz, 1937.

Reich, W. , *Dialektischer Materialismus und Psychoanalyse,* in: *Unter dem Banner des Marxismus,* Berlin, vol. 3, no. 5, 1929.

Sombart, W. Der Bourgeois. Munich-Leipzig: Duncker and Humblot, 1923.

Tawney, R. H. Religion and the Rise of Capitalism. London: Harcourt and Brace, 1927.

Troeltsch, E. Die Soziallehren der christlichen Kirche, in Gesammelte Schriften Band I. Tubingen: C. B. J. Mohr.

Warden, C. J. The Emergence of Human Culture. New York, 1936.

Weber, M. Gesammelte Aufsätze zur Religionssoziologie, vol. 1. Tübingen: J. C. B. Mohr, 1920.

Wolfe, B. D. *Portrait of Mexico.* New York: Friede, 1937.

Erich Fromm

BEYOND FREUD：FROM INDIVIDUAL TO SOCIAL PSYCHOANALYSIS

GESELLSCHAFT UND SEELE © 1991 and 2010 by The Literary Estate of Erich Fromm

Published in agreement with Liepman AG Literary Agency，

through The Grayhawk Agency Ltd.

Simplified Chinese edition Copyright © 2023 Shanghai Translation Publishing House

All rights reserved

图字：09－2023－0837号

图书在版编目（CIP）数据

超越弗洛伊德／（美）艾里希·弗洛姆
（Erich Fromm）著；张韬译. —上海：上海译文出版
社，2023.9
（弗洛姆作品系列）
书名原文：Beyond Freud：From Individual to
Social Psychoanalysis
ISBN 978－7－5327－9262－7

Ⅰ.①超… Ⅱ.①艾… ②张… Ⅲ.①精神分析社会
学 Ⅳ.①R749

中国国家版本馆 CIP 数据核字（2023）第 164318 号

超越弗洛伊德：从个体到社会的精神分析
［美］艾里希·弗洛姆 著 张韬 译
责任编辑／范炜炜 装帧设计／柴昊洲

上海译文出版社有限公司出版、发行
网址：www.yiwen.com.cn
201101 上海市闵行区号景路 159 弄 B 座
上海信老印刷厂印刷

开本 890×1240 1/32 印张 5 插页 2 字数 91,000
2023 年 10 月第 1 版 2023 年 10 月第 1 次印刷
印数：0,001—6,000 册

ISBN 978－7－5327－9262－7/B·538
定价：52.00 元